Emer Log

3年秋季増刊

JN056544

救急・ICUの薬剤マスターブック

似ている薬の選択と根拠がわかる

マスターブック

編著

前田 幹広

聖マリアンナ医科大学病院 薬剤部 課長補佐

MC メディカ出版

本書の利用にあたって

・商品名は代表的なものを挙げています。
・本増刊の情報は 2023 年 8 月現在のものです。
・ここでの記載は、主に救急・集中治療での臨床にあわせたものです。
・薬剤については、必ず個々の添付文書を参照し、その内容を十分に把握した上でご使用ください。
・薬剤のイラストについて、製品の外観は予告なく変更される可能性があります。
・記載の製品は予告なく販売中止にされる可能性があります。
・本増刊の編集制作に際しては、最新の情報をふまえ、正確を期すよう努めておりますが、医学・医療の進歩により、記載内容は変更されることがあります。その場合、従来の治療や薬剤の使用による不測の事故に対し、著者および当社はその責を負いかねます。

はじめに

　救急・集中治療領域では、多臓器にわたり比較的短時間に増悪する病態を把握し、迅速的に対応を求められるケースが多い。さらに、薬物治療だけでなく、人工呼吸器や透析などの医療機器も多く使用されている。このような状況下での薬剤の使用は、変動する病態に合わせた薬剤の選択や用量調節に注意を要する。さらに、患者は数多くの薬剤を必要とし、薬物治療はさらに複雑化する。

　このような高度化、専門化した医療では、多職種チームが欠かせない。薬剤師はそれらの薬剤の使用方法や注意点を熟知しているため、薬物治療の専門家として、安全にかつ有効な薬物治療を提供することに寄与している。一方で、24時間365日薬剤師が常駐する施設はまれであるため、病棟に薬剤師が不在の夜間や週末などに、薬剤が開始されることも少なくない。

　本書は、救急・集中治療領域の一線で活躍している薬剤師を執筆者に迎え、解説した。薬剤師が不在の状況でも、多職種の参考書として活用していただきたい。基本的な薬剤の投与量の考え方から、現場で使用頻度の高い似たような薬剤の使い分けや特徴を把握できるような内容になっている。

　本書が救急・集中治療領域の患者に、安全で有効な薬物療法を提供できる土台になることを期待している。

2023 年 8 月

聖マリアンナ医科大学病院 薬剤部 課長補佐

前田幹広

似ている薬の選択と根拠がわかる

救急・ICUの 薬剤 マスターブック

Emer Log エマログ
2023年秋季増刊

Contents

1章 薬剤師が教える！ 救急・ICU薬剤のキホン

2章 ケースでわかる！救急・ICU薬剤の使い分け

本書の使い方

1章 薬剤師が教える! 救急・ICU薬剤のキホン

**ナースの
ギモン場面**

救急・ICU現場の薬
剤使用でよくあるヒ
ヤリハット等の場面
です。

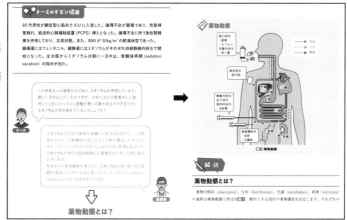

解説

[ナースのギモン]
を受けて解説しま
す。ナースが知って
おきたい薬剤の基
礎知識を一から学
べます。

2章 ケースでわかる! 救急・ICU薬剤の使い分け

**本稿で取り上げる
薬剤**

本稿で紹介する、
「薬剤使い分け」の
候補となる薬剤です。
まずは主な適応、禁
忌、用法・用量、主
な副作用、薬価を押
さえましょう。

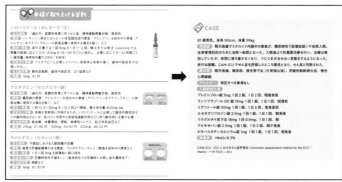

CASE

救急・ICU現場で遭
遇する、薬剤の使い
分けを要する症例で
す。

**薬剤選択の
ポイント**

[CASE]では[本稿
で取り上げる薬剤]
のうちどれを選択す
るでしょうか。使い
分けの根拠を学び
ましょう。

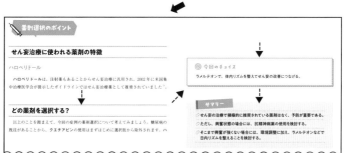

今回のチョイス

[CASE]ではどの
薬剤を選択するかを
示します。

サマリー

本稿のポイントを、
復習しましょう。

▶WEB解説動画「今さら聞けない 配合変化」

意外と理解できていない「配合変化」をわかりやすく解説します。
→WEB動画の視聴方法は、p.175をご覧ください。

執筆者一覧

Authors List

編著

前田幹広　聖マリアンナ医科大学病院 薬剤部 課長補佐

執筆

西田祥啓	金沢医科大学病院 薬剤部 主任	1章1
甲斐 光	済生会熊本病院 薬剤部	1章2
立石裕樹	福岡徳洲会病院 薬剤部	1章3
奥川 寛	京都桂病院 薬剤科	1章4
若杉和美	長崎大学病院 薬剤部	1章5
宮澤玲香	東京都立小児総合医療センター 薬剤科 主事	1章6
諏訪淳一	東京都立多摩南部地域病院 薬剤科	1章6
大川恭昌	岡山大学病院 薬剤部	1章7
川邊一寛	横浜市立大学附属病院 薬剤部	1章8
小野寺夕貴	聖マリアンナ医科大学病院 薬剤部	2章1、2、16
髙木 奏	聖マリアンナ医科大学病院 薬剤部 主任	2章1、2、11、16
宿谷光則	聖マリアンナ医科大学病院 薬剤部	2章3、9、10、15
坂本華穂	聖マリアンナ医科大学病院 薬剤部	2章4、8、17
岩内大佑	洛和会音羽病院 薬剤部 課長	2章5、18
大久保綾香	聖マリアンナ医科大学横浜市西部病院 薬剤部 主任	2章6
今中翔一	帝京大学医学部附属病院 薬剤部	2章7、12
田村 亮	神戸市立医療センター中央市民病院 薬剤部 主査	2章13、14
前田幹広	聖マリアンナ医科大学病院 薬剤部 課長補佐	2章3、4、8、9、10、17 **WEB解説動画**

1章

薬剤師が教える！
救急・ICU薬剤の
キホン

1 薬物動態

80 代男性が劇症型心筋炎で ICU に入室した。循環不全が顕著であり、気管挿管施行、経皮的心肺補助装置（PCPS）挿入となった。循環不全に伴う急性腎障害を併発しており、乏尿状態。また、BMI が 30kg/m^2 の肥満体型であった。鎮痛薬にはフェンタニル、鎮静薬にはミダゾラムがそれぞれ持続静脈内投与で開始となった。主治医からミダゾラムは朝に一旦中止、覚醒後再開（sedation vacation）の指示が出た。

この患者さんは循環不全があり、ミダゾラムを使用しています。朝に一旦中止しているのですが、以前にほかの患者さんに使用したときに比べて少し覚醒が悪い印象があるので不安です。ミダゾラムが効き過ぎているんでしょうか？

ナース

ミダゾラムは活性代謝物が腎臓から排泄されるので、この患者さんのように腎機能が低下すると効果が遷延しやすくなります。アルブミンも下がってきているようですし肥満もあるので、ミダゾラムが体内の脂肪組織にも蓄積されやすい状態にあると思います。
患者さんの薬物動態を考えると、ミダゾラムを長く使うほど覚醒が遅延しやすくなると思うので、しっかりと sedation vacation したほうがよさそうですね。

薬剤師

薬物動態とは？

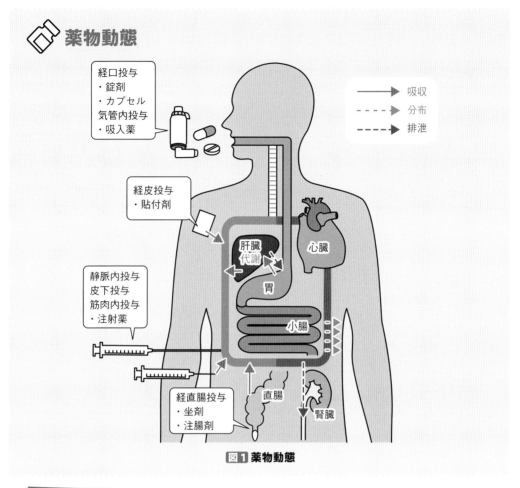

図1 薬物動態

薬物動態とは？

　薬物の吸収（absorption）、分布（distribution）、代謝（metabolism）、排泄（excretion）の過程は薬物動態と呼ばれ 図1 、標的とする部位の薬物濃度を決定します。それぞれの頭文字をとって ADME とも呼ばれます。また、体から薬物を取り除く過程（代謝・排泄）をクリアランスと呼びます。

吸収って何？

　薬物を静脈以外の経路から投与した場合、各薬物の作用部位への到達過程で吸収され

て、血液中に移行します。例えば、口から投与される薬物の多くは胃を通って小腸から吸収されます。小腸から吸収された薬物は腸や肝臓で代謝を受けたり、胆汁中や腸管内に排泄されたりするので、投与された薬物がすべて血液中に移行するわけではありません。このように、投与された薬物が代謝や排泄を受けることで全身循環に到達する薬物量が減ることを初回通過効果と呼び、薬物によって効果の程度は異なります。

　一方で、経皮投与や皮下・皮内・筋肉内投与では吸収された後、直接血液中に移行するので初回通過効果は受けませんが、吸収される割合や速度は投与経路により異なります。経皮投与の場合には、皮下の毛細血管から血液中に取り込まれます。薬物の皮膚の透過速度は一定でゆっくりのため、血中濃度を長時間安定して維持することができます。

　また、全身作用を期待して坐剤を肛門から投与した場合には、薬物は主に下部直腸の粘膜から吸収されます。一部、上部直腸から吸収された薬物は上直腸静脈を通って門脈から肝臓に移行するため初回通過効果を受けますが、多くは下部直腸から吸収されて血液中に移行するので、一般的に坐剤による投与は内服に比べ吸収効率が高いとされます。

　注射薬は静脈内投与以外に皮下や筋肉内に投与されることもあります。血流量が多い筋肉内への投与は皮下投与と比べ吸収が速いとされますが、皮下投与にも**インスリン**のように吸収が速いものがあります。

　集中治療が必要な患者の吸収動態は、変動することが知られています。例えば、口や胃管から投与された薬物は、胃の運動機能の低下によって吸収速度や最高血中濃度が低下したり、腸管壁の浮腫、静脈うっ滞による腸循環内圧の上昇、ショックによる腸管血流量の減少によって吸収能が低下したりします[1, 2]。一方で、**カテコラミン**の使用で腸管血流量が増加して吸収能が増大する場合もあります[1, 2]。このように集中治療中の患者に薬物を投与するときには吸収過程の変化を考慮する必要があり、吸収動態に不安がある場合には静脈内投与を優先することが大切です。

分布って何？

　静脈内投与または吸収によって血液中に移行した薬物は、全身循環から各組織に移行して効果を示したり、血液中のタンパク質と結合して存在したりします。このように、薬物が血液中からさまざまな部位に移行する過程を分布と呼びます 図2 。一般的に各組織に移行して効果を表すことができるのは、血液中のタンパク質と結合していない非結合型（遊離型）薬物です。

　分布の大きさは、分布容積で示されます。分布容積とは、薬物が血中濃度と等しい濃

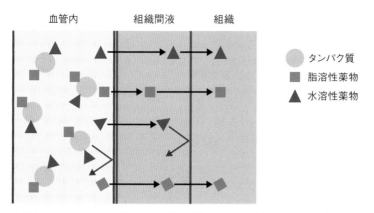

・タンパク結合率が高い薬剤は血管壁の通過性が低く、主に血管内に分布する（分布容積・小）。
・水溶性薬物は組織への移行性が低く、主に血管内と組織間液に分布する（分布容積・中）。
・脂溶性薬物は組織への移行性が高く、主に組織に分布する（分布容積・大）。

分布容積は、タンパク結合率と水溶性・脂溶性のバランスで決まる！

図2 分布

度で各組織に均一に分布したときの見かけ上の容積のことで、体内薬物量 / 薬物血中濃度で算出されます。つまり、分布容積が大きい薬物は血液中からたくさんの組織に移行するため、血中濃度を上げるには多くの薬物量を必要としますが、分布容積が小さい薬物は組織に移行する量が少ないため、より少ない薬物量で血中濃度が上昇します。

　一般的に、油に溶けやすく（脂溶性が高く）タンパク質と結合しづらい薬物は、遊離している部分がタンパク質と結合せずに組織に移行していくため分布容積は大きく、水に溶けやすい（水溶性が高い）薬物やタンパク質と結合しやすい薬物は血液中にとどまりやすいため分布容積が小さいとされます。例えば、水溶性が高いアミノグリコシド系抗菌薬の分布容積は約 0.2L/kg と小さい（体重の約 20 ％である細胞外液量とほぼ同じ）ので、血中濃度は速やかに上昇します。また、タンパク結合率が高い**ワルファリン**は 97％ が血液中のアルブミンと結合するため血管内にとどまりやすく、分布容積は約 0.15L/kg と小さくなります。一方で、脂溶性が高くタンパク結合率が低い**ハロペリドール**（約 1,260L）や**アミオダロン**（791L）は分布容積が大きく、血中濃度を上昇させるためには十分な量を投与する必要がありますが、一旦血中濃度が上昇すると体内の多くの組織に薬物が分布するため体内から除去されづらく、効果・副作用が遷延する可能性があります。

　重症患者で特に考慮する必要があるのは、水溶性が高い薬物（水溶性薬物）の分布容積の変化です。例えば、血管透過性亢進によって体液貯留が起こっている場合やショックに対して輸液蘇生を行う場合には、水溶性薬物が分布できる部位が増えるため分布容

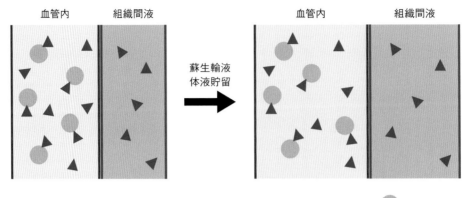

血管内　組織間液　　　　　　血管内　組織間液

蘇生輸液
体液貯留

タンパク質
水溶性薬物

蘇生輸液や体液貯留により分布容積は増加し、
水溶性薬物の血中濃度は希釈される！

図3 分布容積増加による希釈のイメージ

積は大きく増加します[2] **図3**。水溶性薬物のアミノグリコシド系抗菌薬やβラクタム系抗菌薬は重症病態において分布容積が増加することが報告されており[3~5]、理論的には分布容積を満たすために増量する必要がありますが、多くの薬物は血中濃度が測定できないので過量投与による副作用にも注意が必要です。一方で脂溶性薬物の分布容積はもともと大きいため、重症病態であっても影響を受けづらいとされますが、脂溶性薬物の中でも**ミダゾラム**のようにタンパク結合率が高い薬物は、血液中のアルブミンが減少するとアルブミンに結合していない遊離部分が増えて体内の脂肪組織に移行しやすくなる（分布できる部分が増える）ため、分布容積が増加して効果が遷延する場合があります[6]。

代謝って何？

　水溶性薬物は後述する排泄によって尿中に溶けて腎臓から体の外に排出されますが、脂溶性薬物はそのままでは尿中に溶けることができず、腎臓から排出することができません。そのため、脂溶性薬物を排出するためには薬物の構造を水溶性に変化させる必要があり、この過程を代謝と呼びます。代謝には、酸化や還元、加水分解を行う第Ⅰ相反応と、グルクロン酸抱合や硫酸抱合、アセチル抱合などの抱合反応を行う第Ⅱ相反応があり **図4**、主に肝臓で行われます。

　第Ⅰ相反応ではシトクロムP450（CYP）による酸化反応が特に重要であり、CYPは肝臓や小腸に多く分布します。CYPにはさまざまな分子種があり、それぞれの分子種が対応した構造（基質）を持つ薬物の代謝に関わります。特に重要なCYP分子種とし

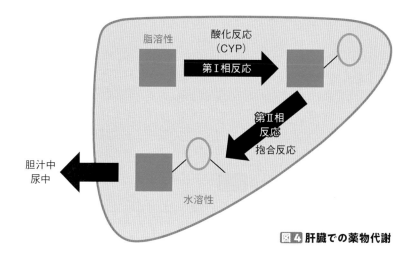

図4 肝臓での薬物代謝

表1 肝血流量依存型薬物と肝代謝能依存型薬物

肝血流量依存型	肝代謝能依存型
プロポフォール	フェニトイン
デクスメデトミジン	バルプロ酸
プロプラノロール	ワルファリン
ベラパミル	ジアゼパム
ニカルジピン	ロラゼパム
ニトログリセリン	ミダゾラム
リドカイン	ランソプラゾール
アセトアミノフェン	フェノバルビタール
フェンタニル	レベチラセタム
モルヒネ	メトクロプラミド
ケタミン　　　　など	リスペリドン
	プレドニゾロン
	セフトリアキソン　　　　など

ては、CYP3A4、CYP3A5、CYP2D6、CYP2C9、CYP2C19、CYP1A2、CYP2E1 があり、薬物は単一または複数の CYP 分子種の基質となります。CYP により代謝される薬物の約 50% に CYP3A4 が関与しています。

　第Ⅱ相反応では、投与された薬物や第Ⅰ相反応で生成した物質（代謝物）が、水に溶けやすい性質を持つグルクロン酸、硫酸、酢酸、グルタチオンと抱き合うため、抱合反応と呼ばれます。抱合反応を受けると水に溶けやすくなり、尿や胆汁に溶けて体の外へ排出されやすくなります。

　肝臓での薬物のクリアランス能力は、肝臓の代謝能力と血流量によって決定され、肝臓での代謝能力が高い薬物ほど肝臓の血流量に、代謝能力が低い薬物ほど代謝能力に依存します**表1**。重症患者では、さまざまな要因によって肝臓の代謝能力や血流量が変

動します。例えば、ショックのように心拍出量が低下して肝臓の血流量が減る病態では、肝臓の血流量に依存する薬物の肝臓でのクリアランス能力は低下します[1, 2]。また、肝硬変のように肝臓の機能自体が要因となって代謝能力が低下する場合以外にも、低体温や外傷、敗血症でも肝臓の代謝能力、特に第Ⅰ相反応で中心的な役割を果たすCYPの働きが低下して、肝臓の代謝能力に依存する薬物のクリアランス能力が低下することが報告されています[7~9]。

排泄って何？

　薬物またはその代謝物が体内から取り除かれる過程を排泄といい、主な排泄経路には尿中排泄と胆汁中排泄があります。水溶性の薬物・代謝物は腎臓から尿中に排泄され、脂溶性薬物は肝臓から胆汁を介して糞中に排泄されます。一部の薬物は腸管に存在するトランスポーターと呼ばれる輸送体によっても腸管腔内に排泄されます。排泄過程において、薬物の用量調整が必要となることが多いのは、尿中に排泄される薬物（腎排泄型薬物）です。

　腎排泄型薬物の排泄能力は、腎臓で薬物を濾し取る能力である糸球体濾過量（GFR）に依存します。GFRが低下すると薬物の排泄が遅延して血液中の薬物濃度は上昇し、GFRが上昇すると薬物の排泄が亢進して血液中の薬物濃度は低下します。GFRを実際に測定するには時間と手間がかかるので、臨床での薬物の用量設定には、年齢と血清クレアチニン値（SCr）、体表面積から算出される推算糸球体濾過量（eGFR）や体表面積補正eGFR（標準化eGFR）、Cockcroft-Gault式で算出されるクレアチニンクリアランス、血中のシスタチンC（Cys-C）から算出される推算糸球体濾過量（eGFRcys）が状況に応じて使用されます。

　集中治療領域では、腎排泄能が増大する過大腎クリアランス（augmented renal clearance；ARC）という現象が起こる場合があり、特に若年者や多発外傷がリスク因子として挙げられています[10, 11]。ARCでは腎排泄型薬物の血中濃度が低下するため、投与量を増やすことで対応します。ほかにも持続的腎代替療法施行時、浸出液が多量の重症熱傷、大量出血時などでは、腎臓以外の経路からの薬物排泄を考慮する必要があります。

冒頭の症例における ADME の考え方

　冒頭の症例をみてみましょう。

吸収［A］　　ミダゾラムは持続静脈内投与なので吸収は影響しません。

分布［D］　　ミダゾラムは脂溶性薬物であり脂肪組織に多く分布します。本症例は脂肪組織が多い肥満体型であり、ミダゾラムの分布容積は大きいと予想されます。さらに低アルブミン状態のためアルブミンに結合できなくなったミダゾラムは体内の脂肪組織に移行していきます。よって通常よりも分布容積が大きくなり、除去されるのに時間がかかることが予想されます。

代謝［M］　　本症例は循環不全が顕著なため肝血流量に依存する薬物は代謝が低下する可能性がありますが、ミダゾラムは肝代謝能に依存する薬物なので影響は少ないかもしれません。

排泄［E］　　ミダゾラムの活性代謝物は腎臓から排泄されますので、急性腎不全によりミダゾラムの活性代謝物の排泄が低下して効果が遷延すると思われます。

　よって本症例では特に［D］と［E］の影響によりミダゾラムの効果が遷延して、覚醒が遅延しやすい状態であったと推測されます。このように、集中治療を行う患者では薬物動態［ADME］が大きく変動する可能性がありますので、疑問に思った場合には薬剤師に相談してみてください。

引用・参考文献

1) De Paepe, P. et al. Pharmacokinetic and pharmacodynamic considerations when treating patients with sepsis and septic shock. Clin Pharmacokinet. 41 (14), 2002, 1135-51.
2) Smith, BS. et al. Introduction to drug pharmacokinetics in the critically ill patient. Chest. 141 (5), 2012, 1327-36.
3) Bracco, D. et al. Pharmacokinetic variability of extended interval tobramycin in burn patients. Burn. 34 (6), 2008, 791-6.
4) Gonçalves-Pereira, J. et al. Antibiotics in critically ill patients: a systematic review of the pharmacokinetics of β-lactams. Crit Care. 15 (5), 2011, R206.
5) Huang, Y. et al. Association Between Pathophysiology and Volume of Distribution Among Patients With Sepsis or Septic Shock Treated With Imipenem: A Prospective Cohort Study. J Infect Dis. 221 (Suppl 2), 2020, S272-8.
6) Malacrida, R. et al. Pharmacokinetics of midazolam administered by continuous intravenous infusion to intensive care patients. Crit Care Med. 20 (8), 1992, 1123-6.
7) van den Broek, MP. et al. Effects of hypothermia on pharmacokinetics and pharmacodynamics: a systematic review of preclinical and clinical studies. Clin Pharmacokinet. 49 (5), 2010, 277-94.
8) Harbrecht, BG. et al. Cytochrome P-450 activity is differentially altered in severely injured patients. Crit Care Med. 33 (3), 2005, 541-6.
9) Morgan, ET. Regulation of cytochromes P450 during inflammation and infection. Drug Metab Rev. 29 (4), 1997, 1129-88.
10) Kawano, Y. et al. Augmented renal clearance in Japanese intensive care unit patients: a prospective study. J Intensive Care. 4, 2016, 62.
11) Bilbao-Meseguer, I. et al. Augmented Renal Clearance in Critically Ill Patients: A Systematic Review. Clin Pharmacokinet. 57 (9), 2018, 1107-21.

（西田祥啓）

薬物の用量の考え方

ナースのギモン場面

60代男性が、40℃の発熱、意識障害、背部痛があり救急搬送されてきた。身長165cm、体重50kg。高血圧、糖尿病、慢性閉塞性肺疾患（COPD）の既往歴があるという。診察の結果、結石性腎盂腎炎による敗血症性ショックの診断となった。

輸液負荷、昇圧薬の投与を開始し、尿管ステント留置を行った。また、培養検査を提出し、抗菌薬（メロペネム注＋バンコマイシン注）が投与開始となった。入院時は、Scr 2mg/dL（入院7日前はScr 0.6mg/dL）、eGFR 28.06mL/min/1.73m^2、尿量20mL/h。

ナース

血清クレアチニン値（Scr）が上昇しているということは、腎機能が悪くなっていますよね。抗菌薬は減量したほうがいいでしょうか？

急性腎障害が認められており、腎機能障害が持続する場合は抗菌薬の減量が必要です。しかし、尿管結石に対して尿管ステント留置、循環不全に対して輸液負荷などの治療が開始されており、今後腎機能が改善する可能性があります。抗菌薬減量による過小投与にも注意する必要があるんですよ。

薬剤師

投与量は何をもとに決めているの？

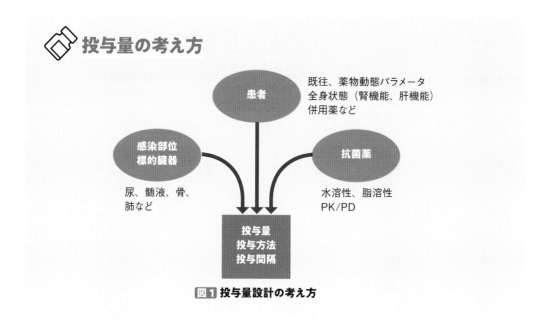

図1 投与量設計の考え方

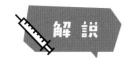

投与量は患者の状態に応じて調整する

　救急・ICUでは、患者の状態に応じてさまざまな薬が投与されます。投与された薬は、主に肝臓で代謝（肝代謝）、もしくは腎臓から排泄（腎排泄）されることにより体内から消失しその薬効がなくなります。つまり、肝臓や腎臓に障害がある患者では、健常者に比べて薬が体内に蓄積しやすくなり、作用の遷延や副作用が起こる可能性があります。救急・ICUの患者では循環不全や薬剤性など、さまざまな理由で臓器障害を起こしていることが多く、そのような患者では通常の投与量であっても過量となってしまうリスクがあります。

　一方で、重症患者、例えば敗血症性ショックの急性期では、輸液負荷や昇圧薬投与など、いくつかの要因により、薬のクリアランス（薬が体内から消失する速度）が上昇し、腎排泄型の抗菌薬が過小投与になるリスクもあります。

　このように、救急・ICU患者に対する薬の投与量は患者の状態に応じて調整していく必要があります**図1**。ここからは特に救急・ICUでよく遭遇する敗血症患者で使用する抗菌薬の腎機能障害時の投与量設計のポイントを解説していきます。

投与量設計の考え方 ―腎機能障害時の抗菌薬投与

抗菌薬の PK/PD 理論

　抗菌薬の適切な投与量設計を行う上で、薬物動態学（pharmacokinetics；PK）と薬力学（pharmacodynamics；PD）について理解しておく必要があります。

　PK は、抗菌薬投与後の血中濃度と時間推移の関係を示します。1 章 1 で説明のあった吸収・分布・代謝・排泄は薬物の血中濃度を決める重要な因子になります。主な PK パラメータには最高血中濃度（maximum concentration；Cmax）、血中濃度時間曲線下面積（area under the blood concentration time curve；AUC）があります。

　PD は、抗菌薬の血中濃度と薬理学的作用の関係を示します。主な PD パラメータに最小発育阻止濃度（minimum inhibitory concentration；MIC）、最小殺菌濃度（minimum bactericidal concentration；MBC）があります。そして、PK と PD の情報から、投与量・投与方法と作用の関係を表し、有効性・安全性を考慮した効果的な投与設計を行うという考え方が、PK / PD 理論になります。

　抗菌薬の代表的な PK / PD パラメータは、濃度依存性（Cmax / MIC）、投与量依存性（AUC / MIC）、時間依存性（time above MIC；T > MIC）、の 3 つに分類されます **図2**[1]。

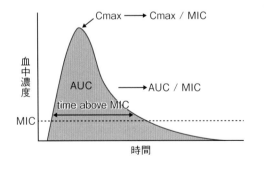

PK / PD パラメータ	特性	抗菌薬
Cmax / MIC	濃度依存性	アミノグリコシド系 キノロン系
AUC / MIC	投与量依存性	グリコペプチド系 オキサゾリジノン系 マクロライド系
time above MIC	時間依存性	βラクタム系 セフェム系 カルバペネム系

図2 抗菌薬 PK / PD（文献 1 より作成）

・濃度依存性：Cmax と MIC の比が、抗菌薬の効果と相関を示すもの。
・投与量依存性：AUC と MIC の比が、抗菌薬の効果と相関を示すもの。
・時間依存性：1 日における抗菌薬の血中濃度が MIC を超えた時間の割合が、抗菌薬の効果と相関を示すもの。

濃度依存性抗菌薬（Cmax / MIC）

　治療効果に関連するピーク値を高くすること、副作用を最小化するために低いトラフ値にすることが重要になります。治療戦略として投与回数ではなく1回投与量を増やすことを検討します。アミノグリコシド系抗菌薬は、治療効果や副作用を予測するために血中濃度を測定しモニタリングする必要がある薬です。腎機能低下例では、1回投与量は維持し、トラフ値を下げるために投与間隔を延長する用法・用量を検討します。

投与量依存性抗菌薬（AUC / MIC）

　AUCを高くする、つまり1日必要量を十分量投与し、それぞれの抗菌薬の適したAUC / MICを達成することが必要になります。しかし、**バンコマイシン**のように濃度依存性に腎機能障害を起こす薬は、副作用を回避しつつAUC / MICを達成できるように血中濃度をモニタリングし、用法・用量を検討する必要があります。

時間依存性抗菌薬（time above MIC）

　血中濃度がMIC以上になる時間の割合を大きくすることで、抗菌薬の効果が得られます。治療戦略としては、MIC以上の血中濃度を保つために1回投与量を増やすより、投与回数を増やすことを検討します。最近では、持続投与を検討されている抗菌薬もあります。腎機能低下例では、投与間隔は維持し1回量を減量する用量・用法を検討します。

　このように、それぞれの抗菌薬のPK / PD理論に基づいた投与量や投与間隔、投与時間の調整を行い、最適な投与設計を行っていきます。

投与時の腎機能

腎機能の推算式

　腎臓は薬を排泄する主要臓器の一つです。

　救急・ICU領域において腎機能が低下した患者は多く、急性期の腎機能低下は急性腎障害（acute kidney injury；AKI）と呼ばれます。AKIは集中治療領域での発生率が50％以上と報告されている病態であり[2]、ICUにおけるAKIの約半数は敗血症が原因という報告があります[3]。また、慢性腎不全がベースにある患者も多く、このような腎機能が低下している患者では腎排泄型の抗菌薬 表1 を投与する際に、投与時の腎機能を確認する必要があります。

　腎機能の推算式として、日本人向け糸球体濾過量（GFR）推算式から算出される推算GFR（eGFR）やCockcroft-Gault（CG）式で算出される推算クレアチニンクリアランス（eCcr）がよく使用されます。特にeGFRは採血時に報告される項目に含まれて

表1 主な腎排泄型の抗菌薬

アミノグリコシド系
　（ゲンタマイシン、イセパマイシンなど）
ペニシリン系
　（ペニシリン、ピペラシリンなど）
セファロスポリン系
　（セファゾリン、セフタジジムなど）
カルバペネム系
　（メロペネム、ドリペネムなど）
グリコペプチド系
　（バンコマイシン、テイコプラニン）

日本人向け GFR 推算式

個別 eGFR（mL/min）＝標準化 eGFR × $\dfrac{\text{体表面積（m}^2)}{1.73}$

男性：標準化 eGFR（mL/min/1.73 m^2）＝ $194 \times \text{Scr}^{-1.094} \times \text{年齢}^{-0.287}$

女性：標準化 eGFR（mL/min/1.73 m^2）＝ $194 \times \text{Scr}^{-1.094} \times \text{年齢}^{-0.287} \times 0.739$

Cockcroft-Gault 式：eCcr

男性：eCcr（mL/min）＝ $\dfrac{(140-\text{年齢}) \times \text{体重（kg）}}{72 \times \text{Scr（mg/dL）}}$

女性：eCcr（mL/min）＝ $\dfrac{(140-\text{年齢}) \times \text{体重（kg）}}{72 \times \text{Scr（mg/dL）}} \times 0.85$

血清シスタチン C をもとにした eGFR

個別化 eGFRcys（mL/min）＝標準化 eGFRcys × $\dfrac{\text{体表面積（m}^2)}{1.73}$

男性：標準化 eGFRcys（mL/min/1.73 m^2）＝ $(104 \times \text{Cys-C}^{-1.019} \times 0.996^{\text{年齢}}) - 8$

女性：標準化 eGFRcys（mL/min/1.73 m^2）＝ $(104 \times \text{Cys-C}^{-1.019} \times 0.996^{\text{年齢}} \times 0.929) - 8$

図3 腎機能推算式

いるため、よく目にするのではないでしょうか。ただし、この eGFR は標準的な体表面積（1.73m^2）で補正された値となっているため、薬の投与量を考えるときには個々の患者の体表面積あたりの eGFR へ変換する必要があります 図3 。また、血清クレアチニン（Scr）値は筋肉量に影響を受けるため、筋肉量の少ない高齢者や寝たきりの患者などでは推算式により算出した eCcr、eGFR を使用すると腎機能が過大評価されるリスクがあります。その場合は、筋肉量に影響を受けにくい血清シスタチン C を用いた腎機能評価 eGFRcys を検討します 図3 。

推算式での腎機能評価の注意点

　推算式を用いた腎機能評価を行う際は、どの時点での腎機能を評価しているのかに注意する必要があります。どちらの推算式にも Scr が使用されていますが、入院時の Scr は治療開始前の腎機能を反映しており、治療開始後の腎機能を反映しているわけではありません。また、AKI において、Scr の推移は実際の腎機能変動とタイムラグが生じる

ため、Scr を用いた正確な腎機能評価は困難となります。そのため、推算式だけでは腎機能を過小評価もしくは過大評価してしまう可能性があるため、患者の尿量、循環動態など全身状態を評価し、腎機能が良くなっているか悪くなっているかを評価しながら投与量設計を行います。また、腎機能変動をみるために、経時的に尿中クレアチニンを測定し、その排泄量の変化を確認する方法もあります。

　腎機能低下時の投与量については、添付文書に記載しているものは少なく、主に『The Sanford Guide to Antimicrobial Therapy』[4] や『Johns Hopkins Antibiotic Guide』[5]、日本腎臓病薬物療法学会より報告されている腎機能に応じた抗菌薬の用法用量を参考にします。

過小投与にも注意

　AKI について記載しましたが、一方でカテコラミンの使用や輸液負荷により心拍出量が増大することで腎血流量が増加し、Ccr が増大する過大腎クリアランス（augmented renal clearance；ARC）が起こる可能性もあります**図4** [6]。ARC の危険因子として若年者、敗血症、頭部外傷、くも膜下出血、外傷、熱傷、発熱性好中球減少症などが挙げられ、有効な血中濃度が得られず、不十分な治療となるリスクがあります。ICU の重症敗血症、敗血症性ショック患者において通常の抗菌薬投与量で PK／PD パラメータの治療目標値に達していたのは 16〜75％ という報告[7]があり、抗菌薬の投与

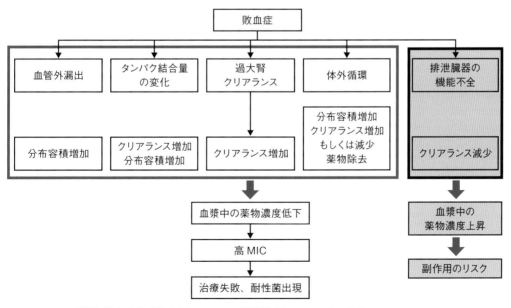

図4 重症患者（敗血症）における薬物動態パラメータの変化（文献6より作成）

量を減らす場合は、全身状態を確認しながら慎重に行わなければいけません。少なくとも、抗菌薬の初回投与量は有効血中濃度を得るために、腎機能低下の有無に関係なく減量せず投与することが大切です。また、**バンコマイシン、テイコプラニン**など定常状態になるまで時間のかかる薬は、負荷用量を投与することで早期に必要な血中濃度まで上昇させる必要があります。負荷用量については『抗菌薬 TDM ガイドライン』[8] などをご参照ください。

＊　＊　＊

　今回、救急・ICU 患者における薬物の用量の考え方について、特に抗菌薬の腎機能障害時の投与量設計でのポイントをまとめました。救急・ICU 患者では PK パラメータが大きく変動していく中で、全身状態を評価しながら抗菌薬の投与量を検討していかなくてはいけません。

　患者の状態が変動している場合は、抗菌薬の投与量が適正なのか、薬剤師とディスカッションしてみてください。

引用・参考文献

1) Bohte, R. et al. Levels of azithromycin and alpha-1 acid glycoprotein in serum in patients with community-acquired pneumonia. Antimicrob Agents Chemother. 39 (12), 1995, 2801-2.
2) Ronco, C. et al. Acute kidney injury. Lancet. 394 (10212), 2019, 1949-64.
3) Uchino, S. et al. Acute renal failure in critically ill patients: a multinational, multicenter study. JAMA. 294 (7), 2005, 813-8.
4) Gilbert, DN. et al. eds. The Sanford Guide to Antimicrobial Therapy 2023, Spiral ed. ANTIMICROBIAL THERAPY, INCORPO, 2023, 339p.
5) Johns Hopkins Antibiotic Guide. https://play.google.com/store/apps/details?id=com.unbound.android.ubjhl&hl=ja&gl=US (accessed 2023-08-07)
6) Shah, S. et al. Pharmacokinetic considerations and dosing strategies of antibiotics in the critically ill patient. J Intensive Care Soc. 16 (2), 2015, 147-53.
7) Taccone, FS. et al. Insufficient β -lactam concentrations in the early phase of severe sepsis and septic shock. Crit Care. 14 (4), 2010, R126.
8) 日本化学療法学会・日本 TDM 学会. 抗菌薬 TDM ガイドライン. 2022

（甲斐 光）

3 薬物相互作用

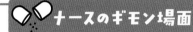

ナースのギモン場面

人工呼吸管理中の80歳男性に対して、フェンタニルとミダゾラムを用いて鎮静管理している。カンジダ血症に対してフルコナゾールが開始された。その数日後から、患者の意識レベルの緩徐な低下が認められた。

> 患者さんの意識レベルが昨日から落ちてきていますね。**フェンタニル**と**ミダゾラム**の流量はまったく変更していないのですが、何が原因なのでしょう？ CT撮影を依頼したほうがいいのかな？

ナース

> 3日前から抗真菌薬の**フルコナゾール**が開始されましたよね。**フルコナゾール**によって**ミダゾラム**の血中濃度が上昇してきた可能性が考えられますね。

薬剤師

> 併用薬が**ミダゾラム**に影響を与える？ そんなことがあるのですか？

ナース

薬物相互作用とは？

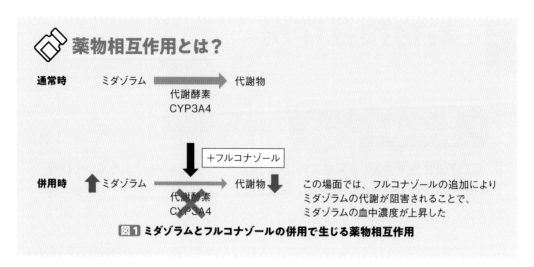

この場面では、フルコナゾールの追加により
ミダゾラムの代謝が阻害されることで、
ミダゾラムの血中濃度が上昇した

図1 ミダゾラムとフルコナゾールの併用で生じる薬物相互作用

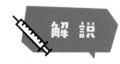

薬物相互作用とは？

　薬物相互作用とは、2種類以上の薬剤の併用によって効果や副作用が増強または減弱することを指します**図1**。使用薬剤数が多いほど薬剤の組み合わせ数が増加するため薬物相互作用の頻度が高くなり、特にICUでは内服薬だけでなく注射薬も数多く使用されるため、一般病棟よりリスクが高いとされています。薬物相互作用の未然回避を考えると使用薬剤数の低減が望ましいですが、急性期治療での減薬は現実的ではありません。そのため、薬物相互作用の可能性を考慮した上で、患者治療を行う必要があります。

　薬物相互作用は薬力学的相互作用と薬物動態学的相互作用の2つに大別されます**図2**[1]。薬力学的相互作用は薬物の血中濃度変化がないのに対して、薬物動態学的相互作用は血中濃度変化を伴います。これら2つに関して、具体的な薬剤名を挙げながら解説していきます。

薬力学的相互作用って何？

　薬力学的相互作用は、同一の薬効や副作用を持つ薬剤の併用による作用増強や、相反する作用を持つ薬剤の併用による作用減弱を指し、体内の血中濃度変化は伴いません。例えば、昇圧薬（**ノルアドレナリン**、**ドパミン**など）の使用患者に対して血圧低下作用のある薬剤（**ニカルジピン**、**ニトログリセリン**、**カルペリチド**など）を併用することで、

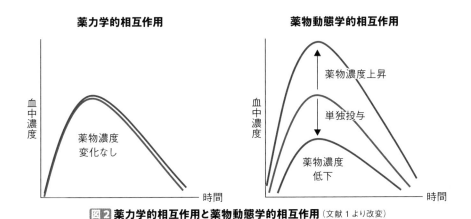

図2 薬力学的相互作用と薬物動態学的相互作用（文献1より改変）

期待するほどの昇圧効果が得られないことがあります。また、冠動脈疾患に対して**アスピリン**を服用中の患者に抗凝固薬の**ワルファリン**が追加された場合は、出血リスクが上昇します。これらは実臨床でありふれた併用ですが、薬効や副作用の観点から考えると薬力学的相互作用に該当します。難しく感じるかもしれませんが、薬力学的相互作用は薬効や作用部分で規定されるため、薬の効果や副作用を正しく理解していればある程度は予測可能です。

　ICUで注意が必要な薬力学的相互作用として、QT時間延長と中枢神経抑制を紹介します。まず、QT時間を延長させる薬剤には、抗菌薬の**レボフロキサシン**や**クラリスロマイシン**、抗不整脈薬の**アミオダロン**や**ピルシカイニド**、鎮静薬の**プロポフォール**、抗精神病薬の**ハロペリドール**や**リスペリドン**などがあります**表1**。QT時間を延長させる薬剤を併用することで相加・相乗的にtorsades de pointes（TdP）の発生リスクが増加します。ICUではQT時間延長の高リスク患者が多いため、不要なリスク因子は排除する必要があります。これらの薬剤の併用時は、心電図の定期的な確認と他剤への切り替えを考慮しましょう。

　次に、中枢神経抑制作用を持つ薬剤には、鎮静薬の**ミダゾラム**や**プロポフォール**、睡眠薬の**スボレキサント**や**ブロチゾラム**、抗精神病薬の**ハロペリドール**や**リスペリドン**、**クエチアピン**などがあります**表2**。薬剤ごとに作用強度は異なりますが、併用することで中枢神経抑制作用は増強し、人工呼吸器の離脱や離床が遅れる可能性があります。該当薬剤の併用開始後はRichmond Agitation-Sedation Scale（RASS）を用いた鎮静評価を定期的に行い、鎮静薬の投与量を再考しましょう。

表1 QT 時間延長リスクのある医薬品一覧

分類	主な医薬品の成分名（先発品名）
抗不整脈薬	アミオダロン（アンカロン®）、ピルシカイニド（サンリズム®）、プロカインアミド（アミサリン®）
鎮静薬	プロポフォール（ディプリバン®）
抗精神病薬	ハロペリドール（セレネース®）、リスペリドン（リスパダール®）、クエチアピン（セロクエル®）
制吐薬	グラニセトロン（カイトリル®）
抗菌薬	アジスロマイシン（ジスロマック®）、クラリスロマイシン（クラリス®）、レボフロキサシン（クラビット®）、メトロニダゾール（アネメトロ®、フラジール®）、シプロフロキサシン（シプロキサン®）
抗真菌薬	フルコナゾール（ジフルカン®）、ボリコナゾール（ブイフェンド®）

表2 中枢神経抑制リスクのある医薬品一覧

分類	主な医薬品の成分名（先発品名）
睡眠薬	ブロチゾラム（レンドルミン®）、エスゾピクロン（ルネスタ®）、ラメルテオン（ロゼレム®）、スボレキサント（ベルソムラ®）、レンボレキサント（デエビゴ®）
抗精神病薬	ハロペリドール（セレネース®）、クエチアピン（セロクエル®）、リスペリドン（リスパダール®）
鎮静薬	ミダゾラム（ドルミカム®）、プロポフォール（ディプリバン®）、デクスメデトミジン（プレセデックス®）
麻薬性鎮痛薬、非麻薬性鎮痛薬	フェンタニル、レミフェンタニル、モルヒネ、ケタミン（ケタラール®）、ペンタゾシン（ソセゴン®）、ブプレノルフィン（レペタン®、ノルスパン®）
抗てんかん薬	レベチラセタム（イーケプラ®）
抗不安薬	ジアゼパム（セルシン®、ホリゾン®）

薬物動態学的相互作用って何？

　薬物動態学的相互作用とは、前述の通りで、薬物の血中濃度変化を伴う相互作用を指します（→1章1を参照）。薬物動態は吸収・分布・代謝・排泄の4つの過程に分けて考えるのが一般的であり、薬物動態学的相互作用もこの4つの過程に分けて考えることができます。本稿では実臨床で遭遇する頻度が高い「吸収」と「代謝」の過程に絞って解説していきます。

吸収過程における薬物動態学的相互作用

　吸収過程における薬物動態学的相互作用とは、主に消化管から血液中へ移行する過程で生じる相互作用を指すため、影響を受ける薬剤は内服薬です。本稿では、代表的な2つの吸収過程における相互作用を紹介します。

　1つ目は、内服後に消化管内で難溶解性物質に変化することで吸収量が低下するパターンです。この相互作用はキレートおよび吸着と呼ばれます。この原因となる代表的な薬剤には便秘薬の酸化マグネシウムや貧血治療薬の鉄剤などがあり、消化管内で Mg^{2+} や Fe^{2+} などの金属イオンになることで他剤に影響を及ぼします。反対に影響を受ける

代表的な薬剤は、ニューキノロン系やテトラサイクリン系などの内服抗菌薬が該当します**表3**。セフェム系抗菌薬の中で唯一該当する**セフジニル**は、鉄剤と同時服用することで血中濃度が10分の1まで低下します。抗菌薬の血中濃度の著明な低下が治療効果に影響することは容易に想像できると思います。この相互作用は両剤の投与間隔を2時間以上あけることで回避可能です。ICUでは、便秘薬として酸化マグネシウムが開始となるケースもあるので、影響を受ける併用薬がないか確認しましょう。

2つ目が、消化管内のpH変化に伴う内服薬吸収量の変化です。ICUでは人工呼吸器使用患者に対するストレス潰瘍の予防目的として、プロトンポンプ阻害薬やH₂受容体拮抗薬が頻用されます**表4**。これらは胃粘膜の攻撃因子である胃酸分泌を抑制して胃内pHを上げることでストレス潰瘍の発症予防効果を示しますが、消化管内pHが変動することで吸収量が変化する内服薬に注意する必要があります。例として、抗真菌薬の**イトラコナゾールカプセル**は胃内pHが上昇することで溶解性が低下し、消化管吸収量が低下します。ICUでは頻度が低い薬物相互作用と思われがちですが、該当薬が患者の持参薬に含まれている場合もあるため注意が必要です。この相互作用の回避方法は、胃酸分泌抑制薬の中止あるいは影響を受ける医薬品の他剤への変更です。

代謝過程における薬物相互作用

消化管から吸収された薬剤や静脈内投与された薬剤は、主に尿や便として体外へ排泄されます。排泄されやすいよう化学的変化を受ける過程のことを代謝と呼び、主に肝臓で行われます。この代謝に関わるものを薬物代謝酵素（cytochrome P450：CYP）と呼び、CYP2C19やCYP3A4のようにさまざまな分子種が存在します。また、それぞれが代謝を得意とする薬剤（基質薬）は異なります**表5**。

代謝過程における薬物動態学的相互作用として問題になるのが、CYPの働きを邪魔する薬剤（阻害薬）あるいは促進する薬剤（誘導薬）の併用です。阻害薬の併用によりCYPの活性や量が低下することで、代謝が抑制されて基質薬の血中濃度が上昇します。反対に、誘導薬の併用によりCYPの活性や量が上昇することで、代謝が亢進して基質薬の血中濃度が低下します**図3**。代謝を受ける前の基質薬が薬効を持つ場合は、阻害薬の併用により効果や副作用が強く出現し、誘導薬の併用により薬効の低下につながります。そのため、阻害薬や誘導薬の併用時には基質薬の投与量調整が必要となります。ICUで使用頻度が高いと考えられる薬剤を**表5**に太字で示しました。

表3 消化管内におけるキレート形成および吸着に関係する医薬品一覧

影響を及ぼす（原因となる）医薬品		
分類	**主な医薬品の成分名（先発品名）**	
制酸薬	水酸化アルミニウムゲル・水酸化マグネシウム、乾燥水酸化アルミニウムゲル・水酸化マグネシウム、天然ケイ酸アルミニウム（アドソルビン®）、水酸化マグネシウム（ミルマグ®）	
胃炎・消化性潰瘍治療薬	スクラルファート水和物（アルサルミン®）	
便秘薬	**酸化マグネシウム**（マグミット®）	
鉄剤	クエン酸第一鉄（フェロミア®）、溶性ピロリン酸第二鉄（インクレミン®）、乾燥硫酸鉄（フェロ・グラデュメット®）	
高リン血症治療薬	炭酸ランタン（ホスレノール®）、クエン酸第二鉄（リオナ®）、沈降炭酸カルシウム（カルタン®）	
影響を受ける医薬品		
分類	**主な医薬品の成分名（先発品名）**	
抗菌薬	ミノサイクリン（ミノマイシン®）、ドキシサイクリン（ビブラマイシン®）、シプロフロキサシン（シプロキサン®）、レボフロキサシン（クラビット®）、セフジニル（セフゾン®）など	
抗HIV薬	ラルテグラビル（アイセントレス®）、ドルテグラビル（テビケイ）	
甲状腺ホルモン薬	レボチロキシン（チラーヂン®）、リオチロニン（チロナミン®）	
抗アレルギー薬	フェキソフェナジン（アレグラ®、ディレグラ®）	
骨代謝改善薬	リセドロン酸（アクトネル®、ベネット®）、ミノドロン酸（ボノテオ®、リカルボン®）、エチドロン酸（ダイドロネル®）、アレンドロン酸（ボナロン®、フォサマック®）	
抗パーキンソン病治療薬	レボドパ製剤（ネオドパストン®、メネシット®、スタレボ®、マドパー®、ドパストン®）、エンタカポン（コムタン®）	
その他	ロスバスタチン（クレストール®）、ペニシラミン（メタルカプターゼ®）、エルトロンボパグ　オラミン（レボレード®）、デフェラシロクス（ジャドニュ®）	

すべての組み合わせで相互作用が起こるわけではないため、各種添付文書を参照すること。
太字はICUで導入される可能性がある薬剤。

表4 消化管内のpH変化に関係する医薬品一覧

胃酸のpH変化を起こす（原因となる）医薬品		
分類	**主な医薬品の成分名（先発品名）**	
プロトンポンプ阻害薬	**ランソプラゾール**（タケプロン®）、**オメプラゾール**（オメプラール®）、ラベプラゾール（パリエット®）、エソメプラゾール（ネキシウム®）など	
H₂受容体拮抗薬	**ファモチジン**（ガスター®）、ニザチジン（アシノン®）、ラフチジン（プロテカジン®）など	
カリウムイオン競合型アシッドブロッカー	**ボノプラザン**（タケキャブ®）	
影響を受ける医薬品		
分類	**主な医薬品の成分名（先発品名）**	
抗真菌薬	イトラコナゾール（イトリゾール®）	
強心薬	ジゴキシン（ジゴシン®）	
抗HIV薬	アタザナビル（レイアタッツ®）	
抗がん薬	ゲフィチニブ（イレッサ®）、ダサチニブ（スプリセル®）、エルロチニブ（タルセバ®）、パゾパニブ（ヴォトリエント®）、ニロチニブ（タシグナ®）	

太字はICUで導入される可能性がある薬剤。

表5 薬物代謝酵素に関連した薬物相互作用

代謝酵素	基質薬 ＝相互作用（代謝）を受ける薬剤	阻害薬 ＝血中濃度を上昇させる薬剤
CYP1A2	睡眠薬：ラメルテオン（ロゼレム®）	抗菌薬：シプロフロキサシン（シプロキサン®）
CYP2C9	抗凝固薬：ワルファリン（ワーファリン）	抗真菌薬：フルコナゾール（ジフルカン®） 抗不整脈薬：アミオダロン（アンカロン®）
CYP2C19	プロトンポンプ阻害薬：オメプラゾール（オメプラール®）、ランソプラゾール（タケプロン®） 抗不安薬：ジアゼパム（ホリゾン®） 抗血小板薬：クロピドグレル（プラビックス®）　など	抗真菌薬：ボリコナゾール（ブイフェンド®）、フルコナゾール（ジフルカン®）
CYP3A4	鎮静薬：ミダゾラム 睡眠薬：スボレキサント（ベルソムラ®）、レンボレキサント（デエビゴ®） 降圧薬：ニカルジピン（ペルジピン®） 抗精神病薬：クエチアピン（セロクエル®） 利尿薬：トルバプタン（サムスカ®、サムタス®）	抗真菌薬：ボリコナゾール（ブイフェンド®）、フルコナゾール（ジフルカン®） 抗菌薬：シプロフロキサシン（シプロキサン®） 降圧薬：ジルチアゼム（ヘルベッサー®）

通常
薬物は一定割合、代謝を受ける（代謝物は薬効を示さない）

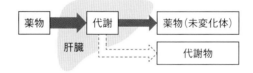

代謝酵素が阻害された場合
薬物が代謝される割合が減少し、薬物（未変化体）の血中濃度が上昇する

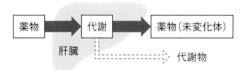

代謝酵素が誘導された場合
薬物が代謝される割合が上昇し、薬物（未変化体）血中濃度が低下する

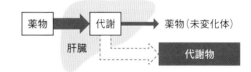

図3 薬物代謝酵素の阻害および誘導（文献1より転載）

　さて、ここで冒頭の場面を解説します。人工呼吸管理中で**フェンタニル**と**ミダゾラム**で良好に鎮静管理していた患者に、抗真菌薬の**フルコナゾール**が開始されましたが、数日後から鎮静が深くなってきました。これは、**フルコナゾール**がCYP3A4を阻害することによって、**ミダゾラム**の血中濃度が上昇した結果と考えられます。ICUで遭遇するケースとしては、アゾール系抗真菌薬や抗不整脈の**アミオダロン**の開始に伴う基質薬の血中濃度が上昇することが多いです。そのため該当薬が併用されている場合には注意が必要です。

＊　＊　＊

　本稿ではICUで生じる代表的な薬物相互作用について解説しましたが、ほかにも高カリウム血症や痙攣誘発などのさまざまな薬物相互作用が起こりえます。ICUでは注射薬・内服薬問わず多くの医薬品が使用され、その組み合わせ数が非常に多くなるため、すべての薬物相互作用を把握することは難しいと考えられます。しかし、薬効と薬理機序、さらには薬物代謝酵素に関する特徴を理解していれば多くの薬物相互作用は回避可能です。もし、予期しない病態変化や検査値変動が認められた場合、それは薬物相互作用によるものかもしれません。

引用・参考文献
1）田中博和. 薬物の相互作用とその機序. 月刊ナーシング. 42（12）, 2022, 10-7.
2）Ahonen, J. et al. Interaction between fluconazole and midazolam in intensive care patients. Acta Anaesthesiol Scand. 43（5）, 1999, 509-14.
3）杉山正康編著. 薬の相互作用としくみ. 東京, 日経BP社, 2016, 728p.
4）薬物動態の変化を伴う薬物相互作用 2016. Pharma Tribune. 東京, メディカルトリビューン, 2016. https://medical-tribune. co.jp/news/poster_A4.pdf（accessed 2023-08-01）
＊各薬剤の添付文書、インタビューフォーム参照

（立石裕樹）

4 配合変化・配合禁忌

 ナースのギモン場面

60代男性が急性心不全のため緊急入院となった。この患者に対して、主治医からハンプ®開始の指示が出た。普段は注射用水で溶解後、生理食塩液に希釈するが、間違えて生理食塩液で溶解してしまい沈殿物が生じた。

> ハンプ®を生理食塩液で溶解したら、白い結晶ができてしまいました。ハンプ®は注射用水で溶解後、生理食塩液で希釈することはできるのに……。どうしてですか？

ナース

> それは生理食塩液に含まれる電解質によって塩析が起こり、白い結晶ができてしまったんですね。少量の電解質では問題ないのですが、多量の電解質を加えると沈殿します。なのでハンプ®を溶解するときは、注射用水を使います。

薬剤師

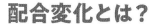

配合変化とは？

配合変化とは？

表1 代表的な配合変化

要因	分類	代表例
物理的変化	溶媒の絶対量が少ない場合	イミペネム水和物、シラスタチンナトリウム
	難水溶性薬物の希釈	ジアゼパム、フェノバルビタール、フェニトイン
	スタッキング現象*	ドキソルビシン塩酸塩
化学的変化	濃度	アンピシリン
	pH 変動	酸性注射薬とアルカリ性注射薬
	酸—塩基反応	リン酸水素ナトリウム水和物、塩化カルシウム水和物
	酸化—還元反応	アンピシリン
	加水分解	ガベキサートメシル酸塩、チアミン塩化物塩酸塩
	光分解	ビタミン類
	凝析・塩析	カルペリチド、アムホテリシン B
その他の変化	メイラード反応	高カロリー輸液製剤

*スタッキング現象：少量の生理食塩液を加え、数十秒放置した場合に、ゲル状の浮遊物やコロイド状の沈殿物が生じ溶解しにくくなる現象。ドキソルビシン塩酸塩の場合、生理食塩液 1mL 以上を注入し、速やかに溶解することでスタッキング現象を防止できる。

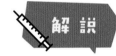

配合変化とは？ 表1

　配合変化とは 2 種類以上の注射薬を混合した際に生じる物理的・化学的変化をいいます。配合変化の中でも、冒頭の場面のように外観変化を認める場合（変色、沈殿、結晶析出など）は医療者が気づきやすいですが、外観変化を認めない場合（分解、力価低下など）もあるため注意が必要です。では、どのような場合に混合不可となるのでしょうか？ 薬剤の混合可能と判断する基準として以下のものがあります[1]。

①外観変化を認めない

②少なくとも配合 24 時間後まで成分の残存率が 90％以上

　これらの基準を 2 つとも満たす場合は、混合可能といえます。つまり外観変化を認める、もしくは投与終了までに成分の残存率が 90％未満となる場合は、混合不可となります。沈殿・結晶析出が生じてルート閉塞を認めたり、力価低下により患者に不利益を

もたらしたりすることがあるため、配合変化は必ず回避しなければなりません。しかし、配合変化が生じる薬剤の組み合わせは膨大であり、すべてを覚えるのは不可能といえます。ここからは代表的な配合変化の要因について紹介します。どのような場合に注意が必要なのか確認していきましょう。

酸性とアルカリ性の注射薬を混合する場合は注意

　多くの注射薬はpHが中性付近で調整されていますが、一部の注射薬では主成分の安定化や可溶化を目的に酸性またはアルカリ性に調整されています。これらの注射薬はpHが大きく変動することで安定性や溶解性が低下し、沈殿・結晶析出・力価低下などを生じる場合があります。これをpH依存性配合変化といいます。外観変化を認める配合変化では、pH変動によるものが多いといわれています。酸性・アルカリ性の注射薬はpH依存性配合変化を生じやすいため、混合する際は特に注意が必要です。**表2、3**に救急・ICU領域でよく使う酸性、アルカリ性注射薬を示します。こうした酸性注射薬とアルカリ性注射薬が混合可能か調べる際は、まずインタビューフォームのpH変動試験の結果を見てみましょう。pH変動試験とは、注射薬に酸またはアルカリを添加し

表2　救急・ICU領域でよく使う酸性注射薬

一般名	主な商品名	pH
ノルアドレナリン	ノルアドリナリン®注	2.3〜5.0
アドレナリン	ボスミン®注	2.3〜5.0
ドブタミン塩酸塩	ドブトレックス®注射液	2.7〜3.3
ミダゾラム	ドルミカム®注	2.8〜3.8
塩酸メトクロプラミド	プリンペラン®注射液	2.5〜4.5
モルヒネ塩酸塩水和物	アンペック®注	2.5〜5.0

表3　救急・ICU領域でよく使うアルカリ性注射薬

一般名	主な商品名	pH
フロセミド	ラシックス®注	8.6〜9.6
炭酸水素ナトリウム	メイロン®静注	7.0〜8.5
オメプラゾールナトリウム水和物	オメプラール®注用	8.8〜10.8 生理食塩液20mLに溶解時
ランソプラゾール	タケプロン®静注用	10.6〜11.3 生理食塩液5mLに溶解時
含糖酸化鉄	フェジン®静注	9.0〜10.0

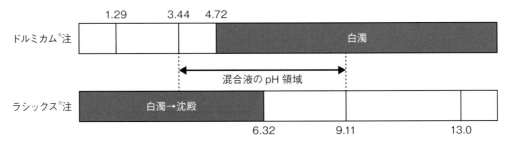

図1 ドルミカム®注とラシックス®注の pH 変動試験の結果

（ドルミカム®注とラシックス®注のインタビューフォームを参考に作成）

pH を変動させることで沈殿などの外観変化を調べる試験のことです。pH 変動試験の結果を確認することで、対象となる注射薬を混合した場合に外観変化が生じるかどうか予測できます。

ここで、酸性注射薬である**ドルミカム®注**（pH 2.8〜3.8）とアルカリ性注射薬である**ラシックス®注**（pH 8.6〜9.6）を混合した場合を考えてみましょう。まず、それぞれの注射薬の pH 変動試験の結果を見てみましょう。**図1**は**ドルミカム®注**と**ラシックス®注**の pH 変動試験の結果を示しています。**ドルミカム®注**の場合、試料の pH は 3.44 であり、ここから酸を加えていくと、外観変化は認めず最終 pH は 1.29 であったことがわかります。逆にアルカリを加えていくと、pH が 4.72 を上回ったところから白濁を認めることがわかります。次に**ラシックス®注**の場合、試料の pH は 9.11 であり、ここからアルカリを加えていくと、外観変化は認めず最終 pH は 13.0 であったことがわかります。逆に酸を加えていくと、pH が 6.32 を下回ったところから白濁し沈殿を認めることがわかります。以上のことから、両薬剤を混合した場合の混合液の pH は、**ドルミカム®注**の試料 pH である 3.44 から**ラシックス®注**の試料 pH である 9.11 の間となります。**図1**を見てわかるように、混合液の pH 領域ではどちらかの薬剤が必ず外観変化を生じることになるため、この組み合わせは混合不可となります。このように両剤の pH 変動試験の結果を見ることで、混合不可かどうかある程度予測することができます。しかし、この方法では pH 依存性の外観変化を認めるかどうかしかわからないことに注意が必要です。力価低下やこれから紹介する pH 非依存性配合変化が生じるかどうかはわからないため、pH 変動試験の結果のみで混合可能とは判断できない点に留意しておきましょう。

難溶性塩を生成する組み合わせ

電解質輸液は臨床現場でよく使用される注射薬ですが、これらの製剤に含まれるイオ

ンが沈殿反応を起こすことがあります。特に陽イオンであるカルシウムイオン（Ca^{2+}）、マグネシウムイオン（Mg^{2+}）や陰イオンであるリン酸イオン（PO_4^{3-}）、炭酸イオン（CO_3^{2-}）には注意が必要です。これらの陽イオンを含有する注射薬と陰イオンを含有する注射薬を混合した場合、沈殿が生じることがあるため混合は避けなければなりません。

　例えば、**ビーフリード®輸液**にはリン酸イオンが含まれているため塩化カルシウム補正液を混注した場合、直後に白色の混濁を認めます。また、抗菌薬の**セフトリアキソン（ロセフィン®）**と**ラクテック®**などのリンゲル液との組み合わせにも注意が必要です。リンゲル液にはわずかですがカルシウムが含まれており、**セフトリアキソン**と結合したカルシウム塩が析出します。新生児での報告にはなりますが、**セフトリアキソン**とリンゲル液を側管から同時に投与したことで、肺や腎臓などに生じたセフトリアキソン―カルシウム塩の結晶により死亡に至った例も報告されています[2]。**ロセフィン®**の添付文書にも「カルシウムを含有する注射剤又は輸液と同時に投与しないこと」と記載されており、成人においても注意が必要です。

原則、他剤との混合・希釈できない注射薬

　注射薬の成分の中には水に溶けにくい性質を持つものがあります。代表的なものとして**ジアゼパム（ホリゾン®注）**があります。**ジアゼパム**は水に溶けにくい成分のため溶媒としてベンジルアルコールや無水エタノール、プロピレングリコールなどが使用されています。そのため**ジアゼパム**をほかの注射薬と混合したり、希釈したりすると溶解性が低下し**ジアゼパム**が析出することがあります。**ホリゾン®注**の添付文書にも「他の注射液と混合又は希釈して使用しないこと」と記載されており、単独投与が原則となります。**表1**に、救急・ICU領域でよく用いられる薬剤の中で他剤との混合・希釈ができない注射薬を示します。これらの注射薬は原則、単独投与となることを覚えておきましょう。

生理食塩液で溶解・希釈できない注射薬

　注射薬を生理食塩液で溶解・希釈する場面が多いため、すべての注射薬は生理食塩液で溶解・希釈可能だと思っている方もいるかもしれません。しかし、一部の注射薬では生理食塩液で溶解・希釈すると配合変化を生じることがあります。ここでは生理食塩液で溶解・希釈できない注射薬について紹介します。

　生理食塩液で溶解・希釈することで生じる配合変化の代表的なものとして凝析・塩析

があります。まず、コロイドについておさらいしていきましょう。コロイドとは微粒子（コロイド粒子）がほかの物質（気体、液体、固体）に分散している状態をいい、液体中にコロイド粒子が分散しているものをコロイド溶液といいます。また、コロイド粒子は水への親和性の違いから、疎水コロイドと親水コロイドに分類されます。疎水コロイドの場合、コロイド粒子はプラスまたはマイナスに帯電しており、お互いに反発しあっているため水溶液中で分散しています。しかし、ここに少量の電解質（塩化ナトリウムなど）を添加すると、コロイド粒子は電解質により電荷が中和され反発力が消失してしまうために凝集・沈殿します。この現象を凝析といいます図2。一方、親水コロイドの場合、コロイド粒子の水への親和性が高く水和しているため、より安定して分散しています。そのため少量の電解質を加えても凝集・沈殿することはありません。しかし、ここに多量の電解質を加えると、コロイド粒子の安定化に寄与していた水和水が電解質に奪われるため、コロイド粒子は凝集・沈殿します。この現象を塩析といいます図3。

　凝析や塩析など普段あまり聞き慣れない言葉が出てきていますが、私たちの生活の中でこのような現象はよく利用されています。例えば、豆腐は塩析を利用して作られています。豆乳は大豆のタンパク質が分散した親水コロイド溶液ですが、ここに多量の電解質を加えることでタンパク質が塩析を起こして豆腐になります。冒頭の場面はこれと同じ現象が起こったために生じた配合変化です。**ハンプ®注射用（カルペリチド）**は28

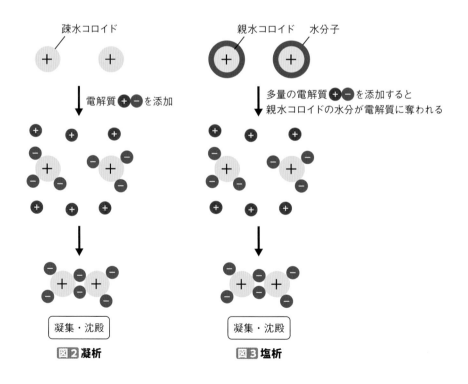

図2 凝析　　　図3 塩析

表4 救急・ICU領域でよく使う生理食塩液では溶解・希釈できない注射薬

一般名	商品名	溶解・希釈方法
カルペリチド	ハンプ®注射用	溶解：注射用水 希釈：生理食塩液または5%ブドウ糖液
エリスロマイシンラクトビオン酸塩	エリスロシン®点滴静注用	溶解：注射用水 希釈：生理食塩液または5%ブドウ糖液
アムホテリシンB	アムビゾーム®点滴静注用	溶解：注射用水 希釈：5%ブドウ糖液
アミオダロン塩酸塩	アンカロン®注	希釈：5%ブドウ糖液

4 配合変化・配合禁忌

個のアミノ酸残基からなるペプチドなので生理食塩液（電解質）で直接溶解すると塩析を起こし沈殿物を生じます。**ハンプ®注射用**は注射用水で溶解し生理食塩液で希釈することは可能ですが、生理食塩液で直接溶解することはできないので注意しましょう。このほかにも、救急・ICU領域でよく用いられる薬剤の中で生理食塩液では溶解・希釈ができない注射薬を**表4**に示しています。これらの注射薬を使用するときは必ず溶媒が何か注意を払いましょう。

$$* \quad * \quad *$$

　配合変化を起こす薬剤の組み合わせは膨大であり、今回紹介できていない要因もたくさん存在します。配合変化について調べる情報源としては各注射薬のインタビューフォームがあります。インタビューフォームは製薬企業のホームページから閲覧できます。またそのほかの情報源として、市販されている書籍があります。企業からの情報以外にも、大学や医療機関などで実際に発生した配合変化についてまとめられている書籍もあるため非常に有用です。しかし、これらの情報源に載っていない薬剤の組み合わせについて混合可能と判断するのは非常に困難です。前述の通り、pH変動試験の結果を見ることで混合不可かどうかある程度予測することができますが、力価低下など外観変化を伴わない配合変化についてはわからないからです。混合可能と判断できない場合は混合を避けるべきだと筆者は考えています。

　混合可能と判断できない組み合わせのときは、医師・看護師・薬剤師などの多職種でルート管理を考えることが必要です。投与しようとしている薬剤を内服へ変更できないか、持続投与を間欠投与に変更できないか、そもそも中止できないかなどを多職種で検討することが重要です。

引用・参考文献

1)　赤瀬朋秀ほか編. 根拠からよくわかる注射薬・輸液の配合変化. Ver.2. 東京, 羊土社, 2017, 246p.
2)　Information for healthcare professionals: Ceftriaxone(marketed as Rocephin). Food and Drug Administration, 2007.

（奥川　寛）

5 薬物血中濃度モニタリング

 ナースのギモン場面

70代男性が自宅で急激な下腹部痛が出現し、痛みが持続するため救急要請した。病院到着後CT検査を行い、十二指腸に穿孔所見を認めた。緊急に穿孔部閉鎖術、ストーマ造設術を施行。術後敗血症性ショック疑いで全身管理目的にICUに入室。腹膜炎を念頭に経験的治療として、メロペネムとバンコマイシンの投与が開始された。ICU入室3日目にバンコマイシンの血中濃度測定のため採血の指示が出たが、採血タイミングの確認が漏れており、採血せずにバンコマイシンを投与した。

ナース

採血のタイミングをよく確認せずにバンコマイシンを投与してしまいました。血中濃度測定は必ず投与前にしなくてはならないんですか？
あとメロペネムは、血中濃度を確認しなくていいのですか？

血中濃度測定のタイミングには、実は重要な意味があります。バンコマイシンの場合、基本的には投与直前の値（トラフ値）を測定します。場合によっては投与後2時間の値（ピーク値）も測定することがあります。
メロペネムの血中濃度測定の意義は、現時点では明らかになっていません。薬剤によって血中濃度測定の意義があるものと明らかでないものがあるんです。

薬剤師

薬物血中濃度モニタリング（TDM）の意義とは？ 血中濃度測定のタイミングは？

薬物の血中濃度モニタリング（TDM）の意義と血中濃度測定のタイミング

表1 TDM の意義とタイミング

a. なぜ TDM を行う？
　　血中濃度をモニタリングし投与量を調整することで、患者個別の投与設計ができ、安全な治療につながる！
b. どんな薬剤で TDM？
　　①薬物の血中濃度と有効性あるいは副作用の出現リスクに密接な関連がある
　　②個人内あるいは個人間で薬物動態の変動が大きい
　　③投与量と血中濃度が比例関係にない
c. どんな状況で TDM？
　　①病態の急激な変化によって薬物の代謝・排泄に関わる機能が変動する場合
　　②相互作用により血中濃度の変動が予測される場合
　　③患者の服薬コンプライアンスを確認する場合
d. TDM のタイミングは？
　　投与開始してから4、5回投与後の投与直前（トラフ値）や最高血中濃度（ピーク値）

TDM；therapeutic drug monitoring

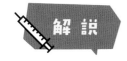
解説

薬物血中濃度モニタリング（TDM）を行うのはなぜ？

　薬物血中濃度モニタリングを行う薬剤（可能である薬剤）は、**表1b**に示すようなものです。このように、薬剤や状況に応じて TDM を行うことで、安全な治療につながる患者個別の投与設計が可能となります。

　例えば、冒頭の場面では**バンコマイシン**は有効血中濃度域が狭い薬剤であり、TDM 対象薬剤となります。**バンコマイシン**は、標的菌種の最小発育阻止濃度（MIC）や標的臓器にもよりますが、血中濃度のトラフ値を $10\,\mu g/mL$ 以上に保つことが推奨されています。一方で、トラフ値が $15\sim20\,\mu g/mL$ 以上になると腎機能障害などの副作用が出現する可能性があるといわれており[1]、腎機能の程度や年齢などさまざまな要因で血中濃度が変動するため、血中濃度の測定を行うことで適切な投与設計へつなげることができます。最近ではトラフ値基準ではなく、血中濃度時間曲線下面積（AUC）（体内に取り込まれた薬物の量を示す指標）を基準として投与量を決定する考え方が推奨されています。AUC も同様に、トラフ値（場合によってはピーク値も）を用いて算出するので、採血のタイミングが重要です。

さらにICUでの治療が必要となる状況においては、急激な腎機能障害を合併する場合が多く[2]、しばしば持続的血液濾過透析法（continuous hemodiafiltration；CHDF）が導入されます。**バンコマイシン**は腎排泄型の薬剤なので、治療効果や疾患の増悪に伴う急激な腎機能の変動やCHDFの細かな条件の変化による血中濃度への影響は大きく、容易に治療効果の低下あるいは副作用の増強が起こりえます。血中濃度を定期的にモニタリングすることは、このリスクを回避するために有用と考えます。

メロペネムについては、用量選択の幅は広く最大6g/dayの投与まで認められており、安全性が高い薬剤です。血中濃度依存性の副作用として中枢神経障害が挙げられますが、具体的な血中濃度の値との関係性は明確ではありません。したがって、**メロペネム**の血中濃度測定は一般的には行いません。

血中濃度測定のタイミング

一般的に患者の状態が安定していれば、薬剤は4、5回投与後に血中濃度が安定した推移となります。したがって、血中濃度測定は、通常は4、5回投与後に行います。ただし、病態が急激に変動する状況では早急に血中濃度の確認を行うこともあります。TDMが推奨されている抗菌薬として**バンコマイシン**、**テイコプラニン**はトラフ値（あるいはAUC）が基準となっているため、薬剤の投与直前のタイミングで採血を行います。アミノグリコシド系抗菌薬（**アミカシン**や**ゲンタマイシン**）は濃度依存性の抗菌薬であり、トラフ値は副作用、ピーク値は効果の指標となるため、2点で測定を行います。

このように薬剤により採血のタイミングが異なるため、どのタイミングで採血するかは十分に確認する必要があります。抗菌薬の薬物動態（PK）/ 薬力学（PD）については**図1**に示します。

抗菌薬以外にTDMが有用な代表的な薬剤

TDMが有用な薬剤は抗菌薬のほかに、抗てんかん薬や免疫抑制薬、循環器治療薬などが挙げられます。それぞれ代表的な薬剤の一部を**表2**に示します。

いずれもそれぞれの特性に応じて採血のタイミングやTDMの頻度は異なります。

＊　＊　＊

上記のように、TDMを行う上で採血のタイミングは非常に重要な観点ですが、採血部位にも注意が必要です。点滴静注などの場合、投与が終了してもその薬剤がルート内

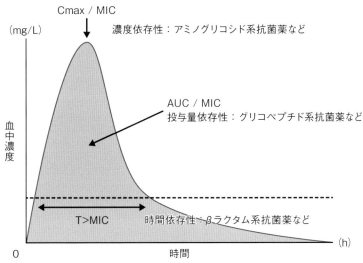

図1　抗菌薬の薬物動態（PK）／薬力学（PD）

Cmax：最高血中濃度、T＞MIC：time above MIC

表2　TDM が有用とされる代表的な薬剤

薬効	薬剤名	特徴
抗てんかん薬	フェニトイン	・投与量と血中濃度が比例関係になく、ある投与量を超えると急激に血中濃度が上昇する ・血清アルブミン値の変動に伴い、見かけの血中濃度が変動する ・まれに代謝酵素の遺伝子多型があり、代謝しにくい人が存在する
	カルバマゼピン	・肝臓の CYP3A4 をはじめとしたさまざまな代謝酵素で代謝されるため、非常に多くの相互作用が発生する ・自らを代謝する酵素を誘導する作用があり 2 週間は血中濃度が安定しない
喘息治療薬	テオフィリン	・有効血中濃度域が狭く、治療域を超えるとテオフィリン中毒症状（嘔気・嘔吐、不整脈、痙攣発作など）が出現する
循環器治療薬	ジゴキシン	・有効血中濃度域が狭く、治療域を超えるとジギタリス中毒症状（心毒性、消化器症状、視覚障害、中枢神経症状など）が出現する
免疫抑制薬	タクロリムス	・臓器移植後の免疫抑制薬として投与される場合が多く、適切な血中濃度管理を行う意義が大きい ・血中濃度が高値になると腎機能障害のリスクあり

※そのほか、抗菌薬なども該当する。

に残存している場合があり、基本的には投与ルートとは異なるルートから採血するほうがよいと考えます。異常高値を示す要因の一つとなりうるので、しっかりと確認しましょう。

引用・参考文献
1）van Hal, SJ. et al. Systematic review and meta-analysis of vancomycin-induced nephrotoxicity associated with dosing schedules that maintain troughs between 15 and 20 milligrams per liter. Antimicrob Agents Chemother. 57（2）, 2013, 734-44.
2）Hoste, EA. et al. Epidemiology of acute kidney injury in critically ill patients: the multinational AKI-EPI study. Intensive Care Med. 41（8）, 2015, 1411-23.

（若杉和美）

6 小児と薬剤

1歳6カ月女児。自宅で眼球上転発作・脱力・徐呼吸・顔色不良が認められ、救急要請。救急外来到着後、全身性間代性痙攣あり。身長75cm、体重8.5kg、基礎疾患なし。

ミダゾラム0.85mgを静注し、5分で止痙。3分後に上肢間代性痙攣があり、ミダゾラム0.85mg、フェノバルビタール125mgを静注した。その後も強直は断続的にみられ、最大1時間程度持続した痙攣性てんかん重積のため、ICU入室となった。

てんかん重積状態で使用する薬剤は、小児と成人では違いがあるんでしょうか？
小児への薬剤投与量はどのようにして決まるのですか？

ナース

抗てんかん薬は、月齢・年齢によって使用する薬剤や用量が異なります。成人では適応となっていても、小児では適応外となることもあります。
小児への投与量は、体重に合わせて決定する場合が多いです。添付文書に小児用量が記載されている薬剤もありますが、適応外で記載がない場合は換算式を用いたり、各疾患のガイドラインや実用書を参照したりして、投与量を決定しています。

薬剤師

小児のてんかん重積状態に対する治療、小児の薬剤投与量・禁忌とは？

小児のてんかん重積状態に対する治療

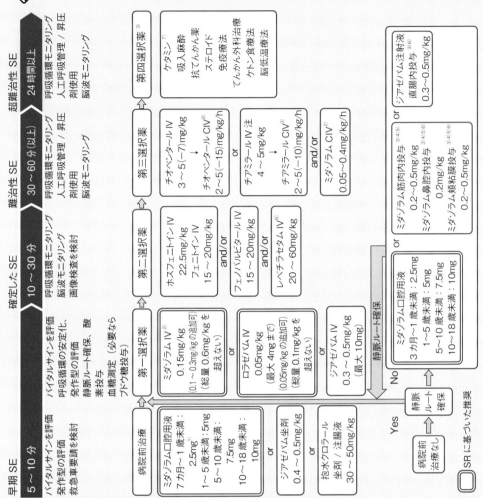

図1 てんかん重積状態に対する治療

注1）適応外使用となる薬剤は、医療事情や医療体制を考慮し倫理的配慮を行った上で選択する。
注2）病院外発生のSEなどでは、発作持続時間にかかわらず早期SE治療から開始する。
CIV：continuous intravenous（持続静注）、IV：intravenous（静脈投与）、SR：systematic review
二重枠で表記されている治療は、SRに基づいて弱く推奨される。
1）3～6カ月の乳児に投与する際は医師の監督下で行うため、病院前治療では7カ月より投与する。
2）ミダゾラム注射製剤のうち、ミダフレッサ®（10mg/10mL）を使用する。ドルミカム®とミダゾラム®
　（10mg/2mL）は「てんかん重積状態」に対して適応外使用となる。
3）「てんかん重積状態」に対して適応外使用となる。
4）ミダゾラム注射製剤のうち、ミダフレッサ®（10mg/10mL）は薬液量が多くなるため原則使用しない。
5）ミダゾラム注射製剤のうち、ドルミカム®とミダゾラム®（10mg/2mL）を使用する。
6）投与方法が適応外使用となる。
7）けいれん発作の既往歴がある場合は禁忌となる。
8）小児の「てんかん重積状態」に対して適応外使用となる。

（小児てんかん重積状態・けいれん重積状態治療ガイドライン改訂ワーキンググループ編. 小児てんかん重積状態・けいれん重積状態治療ガイドライン2023. 日本小児神経学会監修. 東京, 診断と治療社, 2023, p18より改変）

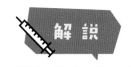

小児のてんかん重積状態に対する治療とは？ 図1 [1]

てんかん重積状態（status epilepticus：SE）は、小児救急医療の現場で遭遇する機会が多く、神経学的後遺症を残すことがあるため、迅速かつ適切な治療が求められます。2018年11月に**ロラゼパム注射液**、2020年11月に**ミダゾラム口腔用液**が日本において保険適用となったことで、使用できる薬剤はようやく海外に並び、病院前治療を含めたSEに対する選択肢がさらに広がりました。

病院前治療

小児に対して、日本で従来から使用可能であった**ジアゼパム坐剤（ダイアップ®坐剤）**や**抱水クロラール（エスクレ®坐剤および注腸薬）**は、遷延性の発作に対する早期抑制効果の明確なエビデンスはない[2]とされていますが、2020年より、国際的に推奨されている**ミダゾラム口腔用液（頬粘膜投与）（ブコラム®口腔用液）**が日本でも使用可能となりました。**ブコラム®**は薬剤があらかじめ充填されたプレフィルドシリンジで、医療従事者、介護者による投与が可能です。頬粘膜投与された**ミダゾラム**は、上大静脈に直接移行しその後全身血液循環に入るため、肝臓での初回通過効果を受けずに中枢神経に作用します。用法・用量は、通常、修正在胎52週（在胎週数＋出生後週数）以上1歳未満の小児には1回2.5mg、1歳以上5歳未満には1回5mg、5歳以上10歳未満には1回7.5mg、10歳以上18歳未満には1回10mgを頬粘膜投与となっています。原則年齢に応じた投与量になりますが、体格や気道・呼吸器障害などの併存症によっては、年齢に応じた量よりも低用量で処方することも許容されます[2]。

第一選択薬

『小児てんかん重積状態・けいれん重積状態治療ガイドライン2023』[2]では、日本での小児SEに対する第一選択薬は**ミダゾラム（ミダフレッサ®）**、**ロラゼパム（ロラピタ®）**、**ジアゼパム（セルシン®、ホリゾン®）**の静脈内投与となります。

ミダゾラム注射液の用法・用量は、0.15mg/kgを投与速度1mg/minを目安とし静脈内投与し、追加投与は1回につき0.1〜0.3mg/kgの範囲内で、初回投与と追加投与の総量は0.6mg/kgを超えないこととされています。

　ロラゼパム注射液の用法・用量は、生後3カ月以上の小児には0.05mg/kg（最大4mg）を投与速度2mg/minを目安として緩徐に静脈内投与し、追加投与は0.05mg/kgで、初回投与と追加投与の総量は0.1mg/kgを超えないこととされています。**ロラゼパム**は添加剤としてベンジルアルコールを含有しており、外国においてベンジルアルコールの静脈内大量投与（99〜234mg/kg）により、中毒症状（あえぎ呼吸、アシドーシス、痙攣など）が低出生体重児に発現したとの報告があるため、低出生体重児、新生児に使用する場合には十分注意するよう添付文書に記載されています。

　ジアゼパム注射液の用法・用量については、添付文書には小児用量の規定がありません。ガイドライン[1]では、日本でのジアゼパム用量の歴史的根拠は不明ですが、成書や総説などの記載を参考とし、実臨床で使用されている用量0.3〜0.5mg/kg（最大4mg）としています。また**ジアゼパム**は浸透圧比（生理食塩液に対する比）が約30であり、静脈内に注射する場合にはなるべく太い静脈を選んで、できるだけ緩徐に（2分間以上の時間をかけて）投与します。

第二選択薬

保険適用のある薬剤

　日本では小児SEに対して保険適用のある第二選択薬は、**ホスフェニトイン（ホストイン®）/ フェニトイン（アレビアチン®）、フェノバルビタール（ノーベルバール®）**の2種類3薬剤です。**ホスフェニトイン**は、**フェニトイン**の水溶性プロドラッグであり、生体内で加水分解されて**フェニトイン**となり薬理作用を発揮します。**フェニトイン注射液**は、強アルカリ性（pH約12）で、浸透圧比が約29の高張液であり、注射部位の疼痛、発赤、腫脹などの炎症や血管外漏出による組織壊死が生じることがあります。一方、**ホスフェニトイン注射液**は**フェニトイン**をリン酸化してナトリウム塩とすることにより、弱アルカリ性（pH 8.5〜9.1）、浸透圧比約1.9となっており、**フェニトイン**の組織障害性が軽減された薬剤です。**ホスフェニトイン**は日本では2歳以上で使用承認が得られており、2歳未満の症例に対して投与する場合は、適応外使用にあたるため、各医療施設での取り決めが必要です。投与量は、**フェニトイン**は15〜20mg/kgを1mg/kg/min（50mg/minを超えない）で静脈内投与し、**ホスフェニトイン**は22.5mg/kgを3mg/kg/minまたは150mg/minのいずれか低いほうを超えないように、静脈内投与します。そのため、**ホスフェニトイン**のほうがより短時間で投与が可能です。

　フェノバルビタールの作用発現はベンゾジアゼピン系薬剤に比べて遅く、作用は持続的で長時間作用型に属します。したがって、SEの小児に投与する場合は、各種成書や

治療ガイドラインで推奨されているように即効性の薬剤を第一選択とし、フェノバルビタールは第二選択以降に使用することが適切です。投与量は 15〜20mg/kg を 10 分以上かけて（100mg/min を超えない）1 日 1 回静脈内投与します。

　SE や発作群発に対して、**ホスフェニトイン / フェニトイン**とフェノバルビタールのどちらを優先して投与すべきかの明確なエビデンスはありません。一般に**ホスフェニトイン / フェニトイン**は鎮静作用が低い一方、**フェノバルビタール**は鎮静作用が強く、意識レベルの評価が困難となる場合があります。したがって、意識レベルの評価を優先する場合には、**ホスフェニトイン / フェニトイン**が**フェノバルビタール**よりも優先されるかもしれません。過去に有効性が確認できている症例や**ホスフェニトイン**が適応外となる 2 歳未満の症例では**フェノバルビタール**が優先されることもあります[2]。

レベチラセタム

　レベチラセタム注射液は、日本では 2022 年 12 月に成人に対して SE の保険適用が認められましたが、小児においては適応外使用となります。『てんかん診療ガイドライン 2018』[3] では、SE の第二段階の選択薬に**レベチラセタム**（小児では 20〜60mg/kg、最大 3,000mg）が挙げられています。また『小児急性脳症診療ガイドライン 2016』[4] でも、痙攣遷延状態・痙攣重積状態に対する経静脈的治療法の第二選択薬として**レベチラセタム** 20〜30mg/kg（15 分かけて静脈内に注入）が挙げられています。SE に対する治療を行う際に、抗痙攣薬による呼吸抑制や分泌物増加が生じ、全身管理に悪影響をもたらすことが予想される場合は、副作用の少ない**レベチラセタム**が有用と考えられます。前述の通り、**レベチラセタム**は小児 SE に対して適応外使用となり、院内での取り決めが必要ですが、選択肢の一つになりうる薬剤です[2]。

プロポフォール

　成人における痙攣性 SE 治療で第三選択薬の一つである**プロポフォール**は、外国において集中治療中の鎮静に使用した小児などで死亡例が報告されていることから、小児の集中治療における人工呼吸中の鎮静には禁忌とされており、『小児てんかん重積状態・けいれん重積状態治療ガイドライン 2023』[2] では推奨されていません。

小児薬用量

　小児薬用量は、添付文書を参照し、明確な記載がある場合はそれに準じるのがよいでしょう。明確な記載がない場合は、小児薬用量をまとめた実用書や学会などがまとめた

6 小児と薬剤

- **Augsberger 式（Ⅱ）**
  小児薬用量＝成人薬用量×（年齢×4 ＋ 20）/ 100

- **Von Harnack の換算表**

新生児	3 カ月	6 カ月	1 歳	3 歳	7.5 歳	12 歳	成人
1/20〜 1/10	1/6	1/5	1/4	1/3	1/2	2/3	1

図2 Augsberger 式（Ⅱ） と Von Harnack の換算表

各疾患別の治療ガイドラインを参照することになります。日本の実用書にも記載がない場合は、海外の実用書（『Pediatric & Neonatal Dosage Handbook』[5] など）を参考にしたり、PubMed などから症例報告などの使用経験を参考にしたりする場合もあります。成人薬用量から小児薬用量を考えるとき、体重による補正（mg/kg）もしくは体表面積による補正（mg/m^2）を行うのが一般的です。臨床現場での簡便性から、体重の利用が圧倒的に多く、抗がん薬の領域では体表面積をよく目にします[6]。また、年齢に合わせた薬用量の目安を算出したい場合には Augsberger 式や、Augsberger 式による用量を計算しやすい近似値にした von Harnack の換算表**図2**が簡便な方法として汎用されます。

禁忌

　添付文書で、小児に対して禁忌や注意の記載がある薬剤の一部を**表1**に挙げました。この場合、なぜ禁忌や注意とされるのか根拠を確認した上で対応する必要があります。例えば、**シプロフロキサシン**は動物実験（幼若イヌ、幼若ラット）で関節異常が認められていることから、複雑性膀胱炎、腎盂腎炎、嚢胞性線維症、炭疽を除き、小児などへは禁忌とされていますが、ヒトでの関節異常の報告はありません。それを理解した上で、重症感染症でほかに有効な抗菌薬がない場合は、**シプロフロキサシン**の使用を考慮する場合があります[7]。

　また、**コデイン**は 2017 年米国において呼吸抑制による死亡例を含む症例が報告されていることなどから、12 歳未満の小児などへの使用を禁忌とする措置がとられました。これを踏まえ、日本においても 12 歳未満の小児への使用は禁忌へ改訂されました。

表1 添付文書で小児に対して禁忌や注意の記載がある薬剤（文献 7、各薬剤の添付文書より作成）

成分名	記載欄	対象患者と対応	理由
アスピリン	注意	15 歳未満の水痘、インフルエンザの患者に投与しないことを原則とする	米国においてサリチル酸系製剤とライ症候群との関連性を示す疫学調査報告がある
クロラムフェニコール	禁忌	低出生体重児、新生児	過量投与により Gray syndrome が発症し、その予後が重篤である
シプロフロキサシン レボフロキサシン	禁忌	小児など	動物実験で関節異常が認められている
スルファメトキサゾール・トリメトプリム	禁忌	低出生体重児、新生児	高ビリルビン血症を起こすことがある
ミノサイクリン	注意	小児（特に歯牙形成期にある 8 歳未満の小児）には、ほかの薬剤が使用できないか、無効の場合にのみ適用を考慮すること	小児（特に歯牙形成期にある 8 歳未満の小児）に投与した場合、歯牙の着色・エナメル質形成不全、また、一過性の骨発育不全を起こすことがある
ロペラミド	禁忌	低出生体重児、新生児および 6 カ月未満の乳児	外国で、過量投与により、呼吸抑制、全身性痙攣、昏睡などの重篤な副作用の報告がある
	原則禁忌	6 カ月以上 2 歳未満の乳幼児	外国で、過量投与により、中枢神経系障害、呼吸抑制、腸管壊死に至る麻痺性イレウスを起こしたとの報告がある
コデイン	禁忌	12 歳未満の小児	呼吸抑制の感受性が高い。海外において、死亡を含む重篤な呼吸抑制のリスクが高いとの報告がある
		扁桃摘除術後またはアデノイド切除術後の鎮痛目的で使用する 18 歳未満の患者	重篤な呼吸抑制のリスクが増加するおそれがある

引用・参考文献
1) 小児てんかん重積状態・けいれん重積状態治療ガイドライン改訂ワーキンググループ編. 小児てんかん重積状態・けいれん重積状態治療ガイドライン 2023. 日本小児神経学会監修. 東京, 診断と治療社, 2023, 18, 33.
2) 前掲書 1, 220p.
3) 「てんかん診療ガイドライン」作成委員会編. てんかん診療ガイドライン 2018. 日本神経学会監修. 東京, 医学書院, 2018, 77-8.
4) 小児急性脳症診療ガイドライン策定委員会編. 小児急性脳症診療ガイドライン 2016. 東京, 診断と治療社, 2016, 40-5.
5) Taketomo, CK. et al. Pediatric & Neonatal Dosage Handbook, 29th ed. Lexi-Comp, Inc. 2022.
6) 日本小児臨床薬理学会教育委員会編. 小児薬物療法テキストブック. 板橋家頭夫総監修. 東京, じほう, 2017, 27-9.
7) 国立成育医療研究センター薬剤部編. 小児科領域の薬剤業務ハンドブック第 2 版. 東京, じほう, 2016, 74-7.
＊各薬剤の添付文書参照

（宮澤玲香、諏訪淳一）

7 妊婦と薬剤

 ナースのギモン場面

妊娠 34 週 2 日の 35 歳女性。自宅で血圧を測定したところ 191/111mmHg と突然の血圧上昇を認めたため、救急搬送された。救急外来では、血圧 189/112mmHg、心拍数 73 回 /min、SpO₂ は room air で 99%、主訴として頭痛があった。その後、医師による診察で妊娠高血圧症候群と診断された。直ちに硫酸マグネシウムの点滴静注、ニカルジピンの持続静注が開始となり、状態が安定したところで入院となった。

その後、血圧は 143/111mmHg へと低下して安定したため、ニフェジピン徐放錠の内服が開始となり、ニカルジピンの持続静注は中止された。降圧薬の内服開始後も血圧は安定し、主訴の頭痛も改善したため、入院 4 病日に自宅退院となった。

ナース

妊婦の患者さんを普段診ることがないのでバタバタでした。ところで、今回は降圧薬としてよく知っている**ニカルジピン**や**ニフェジピン**が使われていましたが、そもそも妊婦さんにとって使ってもよい薬、使ってはいけない薬ってあるのでしょうか？

無事に退院されてよかったですね。妊婦の患者さんに薬物治療を行う場合には、まずリスク・ベネフィットや妊娠週数を確認する必要があります。そして医薬品の特性や投与経路を考慮し、さらに胎児に影響を及ぼしにくい医薬品を使って治療する必要があります。

薬剤師

妊婦の薬物治療とは？

妊婦の薬物治療

三半期	第1三半期 first trimester 〜11w			第2三半期 second trimester 12〜24w				第3三半期 third trimester 25w〜			
妊娠月数	1		2	3	4	5	6	7	8	9	10	11
妊娠週日（wd）	0w0d 〜 1w6d	2w0d 〜 3w6d	4w0d 〜 7w6d	8w0d 〜 11w6d	12w0d 〜 15w6d	16w0d 〜 19w6d	20w0d 〜 23w6d	24w0d 〜 27w6d	28w0d 〜 31w6d	32w0d 〜 35w6d	36w0d 〜 39w6d	40w0d 〜 43w6d
呼称		胎芽 embryo		胎児 fetus								

最終月経開始日　妊娠診断可能になる　8w5d CRL=18mm　分娩予定日

受精・排卵

6w0d CRL=5mm　9w4d CRL=25mm　体外生活可能

薬剤の影響	all or none の法則	催奇形性が問題 ←	胎児毒性が問題 →	
説明	薬剤の影響が残らない時期	妊娠2カ月が最も問題になる。3、4カ月では性分化への影響などがある。上記矢印は矢の方向に行くほど問題が起こりやすい。	胎児の臓器障害、羊水量の減少、陣痛の抑制や促進、新生児期への薬剤の残留が問題になる。胎児への影響は、一般に分娩間近の方（上記矢印の方向）が大きい。	

図1 妊娠の経過と薬剤の影響 (文献1より転載)

注1：三半期の定義は一定したものがない。示したのは1例。
注2：CRL = crown-rump length（頭殿長）

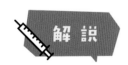 解説

妊婦で注意すべき薬剤とは？

薬剤を使用するリスク・ベネフィット

　出生児における先天異常のベースラインリスクは、医薬品の使用にかかわらず約3%

といわれており一定のリスクがあります。そして、妊娠中に医薬品を使用する場合には、リスク（胎児への影響）と、ベネフィット（薬剤を用いた母体の治療）を慎重に検討する必要があります。さらに急性疾患では速やかな対応も必要になります。

妊娠週数による胎児への影響

妊婦に薬物治療を行う場合、胎児への影響を考慮するために、まずは医薬品使用時の妊娠時期を慎重に推定する必要があります 図1 。

妊娠前〜妊娠3週末ごろまでは、all or none の法則といわれる医薬品の影響が児にまったく残らない、もしくは影響があれば流産となる時期です。

妊娠4〜15週末ごろまでは、重要な臓器が形成される時期のため「催奇形性」に注意が必要です。このうち臨界期といわれる妊娠4〜7週は、最も危険性が高くなります。

そして妊娠中期から出生までは、胎盤移行した医薬品によって胎児に臓器機能障害や発育の阻害を引き起こすといった「胎児毒性」が問題となります。

薬物の胎盤通過性

母体の血中に取り込まれた薬物は胎盤において濃度勾配（単純拡散）によって胎児へ移行しますが、各医薬品の性質によって胎盤通過性は異なります。一般的に分子量が小さい（300〜600Da）ほど胎盤を通過しやすく、大きい（1,000Da以上）ほど通過しにくくなります。さらに胎盤の細胞膜は脂質であるため、脂溶性の高い薬物ほど胎盤を通過しやすいとされています。また血中においてタンパクと結合していない遊離型の薬物が胎盤の細胞膜を通過するため、タンパク結合率が低い医薬品ほど胎盤を通過しやすくなります。

投与経路による胎児への影響

一般的に、母体において薬物血中濃度が高くなるほど胎盤を通過する量が多くなるため、胎児への影響はより大きくなります。具体的には「静脈内投与＞経直腸投与＞経口投与＞局所投与（軟膏、吸入、貼付、点眼、点鼻）」の順に血中濃度が高くなるため、なるべく胎児への影響が小さくなる投与経路の製剤が優先されます。ただし貼付剤の中には全身作用を目的とした薬剤（**ホクナリン®テープ**、**ビソノ®テープ**など）もあるため注意が必要です。

妊婦に注意が必要な医薬品

　日本産科婦人科学会より、妊娠時期に応じた催奇形性や胎児毒性に注意が必要な医薬品に関する報告がまとめられています **表1** [2)]。また急性疾患においてよく使われる医薬品の一部を以下に概説します。

抗菌薬

　細菌感染症は、母体のみならず胎児の健康状態にも悪影響を及ぼす可能性があるため、抗菌薬は正しく使用する必要があります。安全性が高い抗菌薬として、ペニシリン系、セフェム系、マクロライド系の**アジスロマイシン**、**エリスロマイシン**などがあります。一方で、アミノグリコシド系は胎児に非可逆的第Ⅷ脳神経障害や、先天性聴力障害を及ぼすことがわかっています。またテトラサイクリン系は、歯牙への石灰化が始まる時期（妊娠4〜5カ月以降）に使用すると歯牙の着色が起こる可能性があります。

解熱・鎮痛・抗炎症薬

　急な発熱や痛みに対しては、安全性の高い**アセトアミノフェン**が第一選択薬として用いられます。一方で、一般的に用いられている非ステロイド性抗炎症薬（non-steroidal anti-inflammatory drugs；NSAIDs）は、妊娠後期の胎児毒性として、胎児動脈管閉鎖や、胎児尿産生の減少による羊水過少などが問題となるため、特に妊娠中期以降の使用は推奨されません。

抗凝固薬

　ヘパリンは、習慣流産や抗リン脂質抗体症候群の患者が妊娠した場合の抗凝固療法として用いられます。医薬品添付文書では妊娠中の投与に関して安全性は確立されていないとされていますが、使用しても先天奇形の発生率を上昇させる可能性は低いと考えられています。一方で、**ワルファリンカリウム**は妊娠初期に使用すると、胎児ワルファリン症候群を引き起こすことがわかっています。そのため抗凝固療法を必要とする母体のリスクと胎児のリスクについて検討し、**ヘパリン**に切り替えることも考慮されます。

抗ヒスタミン薬・抗アレルギー薬

　第一世代抗ヒスタミン薬は古くから使われている薬であるため、妊娠期の使用に関する安全性情報も多いですが、鎮静作用や抗コリン作用を併せ持つ医薬品も含まれます。第二世代抗ヒスタミン薬である**ロラタジン**や**セチリジン**、メディエーター遊離抑制薬である**クロモグリク酸**は、安全性情報が多いので、妊娠期に選択しやすい医薬品です [3)]。

表1 ヒトで催奇形性・胎児毒性を示す明らかな証拠が報告されている代表的医薬品（文献2より改変）

〈本表の注意点〉
1) これらの医薬品のそれぞれの催奇形性・胎児毒性については、その発生頻度は必ずしも高いわけではない。
2) これらの医薬品のそれぞれと同じ薬効の、本表に掲載されていない医薬品を代替薬として推奨しているわけではない。
3) これらの医薬品を妊娠初期に妊娠と知らずに使用した場合（偶発的使用）、臨床的に有意な胎児への影響があるとは限らない。
4) 抗悪性腫瘍薬としてのみ用いる医薬品は本表の対象外とした。

妊娠初期

一般名または医薬品群名	代表的商品名	報告された催奇形性など
エトレチナート	チガソン®	レチノイド胎児症（皮下脂肪に蓄積して継続治療後は年単位で血中に残存）
カルバマゼピン	テグレトール®ほか	催奇形性
サリドマイド	サレド®	サリドマイド胎芽病（上下肢形成不全、内臓奇形ほか）
シクロホスファミド	エンドキサン®	催奇形性
ダナゾール	ボンゾール®ほか	女児外性器の男性化
チアマゾール（メチマゾール）	メルカゾール®	MMI奇形症候群
トリメタジオン	ミノアレ®	胎児トリメタジオン症候群
バルプロ酸ナトリウム	デパケン®、セレニカ®Rほか	二分脊椎、胎児バルプロ酸症候群
ビタミンA（大量）	チョコラ®Aほか	催奇形性
フェニトイン	アレビアチン®、ヒダントール®ほか	胎児ヒダントイン症候群
フェノバルビタール	フェノバール®ほか	口唇、口蓋裂ほか
ミコフェノール酸モフェチル	セルセプト®	外耳・顔面形態異常、口唇、口蓋裂、遠位四肢・心臓・食道・腎臓の形態異常ほか 流産
ミソプロストール	サイトテック®	メビウス症候群、四肢切断 子宮収縮、流産
メトトレキサート	リウマトレックス®ほか	メトトレキサート胎芽病
ワルファリンカリウム（クマリン系抗凝血薬）	ワーファリンほか	ワルファリン胎芽病、点状軟骨異栄養症、中枢神経異常

妊娠中期・末期

一般名または医薬品群名	代表的商品名	報告された胎児毒性など
アミノグリコシド系抗結核薬	カナマイシン注、ストレプトマイシン注	非可逆的第Ⅷ脳神経障害、先天性聴力障害
アンジオテンシン変換酵素阻害薬（ACE-I）	カプトリル®、レニベース®ほか	胎児腎障害・無尿・羊水過少、肺低形成、Potter sequence
アンジオテンシンⅡ受容体拮抗薬（ARB）	ニューロタン®、バルサルタンほか	
テトラサイクリン系抗菌薬	アクロマイシン®、レダマイシン®、ミノマイシン®ほか	歯牙の着色、エナメル質形成不全
ミソプロストール	サイトテック®	子宮収縮、流早産

妊娠末期

一般名または医薬品群名	代表的商品名	報告された胎児毒性
非ステロイド性抗炎症薬（NSAIDs）（インドメタシン、ジクロフェナクナトリウムほか）	インダシン®、ボルタレン®ほか	動脈管収縮、新生児遷延性肺高血圧、羊水過少、新生児壊死性腸炎

7 妊婦と薬剤

妊娠高血圧症候群（HDP）

血圧管理

　妊婦のうち妊娠高血圧症候群（hypertensive disorders of pregnancy；HDP）を発症するのは、わが国では約2～3％、世界では約5％と頻度は決して低くありません。主な原因は胎盤形成不全で、治療には降圧薬が用いられますがあくまで対症療法であり、根本的な治療は妊娠終結のみです。

　収縮期血圧≧160mmHgかつ／または拡張期血圧≧110mmHgの場合は速やかに降圧を開始します。特に収縮期血圧≧180mmHgかつ／または拡張期血圧≧120mmHgの場合は「高血圧緊急症」と診断され、脳血管障害リスクが高まるため直ちに降圧を行います[2]。

　降圧は収縮期血圧140～159mmHgかつ／または拡張期血圧90～109mmHgを目標として管理します。一方で、降圧し過ぎてしまうと胎盤血流の減少によって胎児機能不全につながる可能性があるため注意が必要です。

用いられる降圧薬

　妊婦に使用可能な降圧薬を **表2** にまとめます。これら1剤で降圧不良の場合には2剤を併用することも考慮されます。**メチルドパ**は中枢性交感神経の抑制作用を持ち、安全に使用しやすい医薬品です。**ラベタロール**は、末梢血管抵抗を低下させて降圧作用をもたらしますが、胎児徐脈に注意が必要で、気管支喘息があると増悪のリスクがあるため禁忌に該当し使用できません。

　ニフェジピン徐放剤や**アムロジピン**は、血管を拡張することで高い降圧作用をもたらし、副作用が少ない医薬品として非妊娠者においてもよく使用されてきましたが、これまで両薬剤は、妊婦または妊娠している可能性のある女性には非臨床試験における妊娠末期の投与で妊娠期間・分娩時間の延長が認められていたため、禁忌とされていました。しかし2022年11月22日に行われた厚生労働省薬事・食品衛生審議会薬事分科会において、先天異常の発生するリスクを大きく増加させるとは考えにくいとの結論から、禁忌の項目から妊婦が除外されたことにより、広く使いやすくなりました。一方で、高血圧緊急症では速やかな降圧が必要となるため静注薬を用います。一般的には血圧に応じて調節しやすい**ニカルジピン**の持続静注が使用されています。さらに子癇予防を目的として**硫酸マグネシウム（マグネゾール®）**の点滴静注を併用することもあります。ただ

表2 妊娠高血圧症候群に用いられる降圧薬

一般名	商品名	投与経路	用量
メチルドパ	アルドメット®	内服	1回250mgを1日3回 （最大2,000mg/dayまで）
ヒドララジン	アプレゾリン®	内服・注射	1回10mgを1日3回 （最大200mg/dayまで）
ラベタロール	トランデート®	内服	1回50mgを1日3回 （最大450mg/dayまで）
アムロジピン	ノルバスク®	内服	1回2.5mgを1日1回 （最大10mg/dayまで）
ニフェジピン徐放錠	アダラート®CR	内服	1回10mgを1日1回 （最大40mg/dayまで）
ニカルジピン	ペルジピン®	注射	0.5μg/kg/minの速度で投与開始 （その後は$0.5〜6\mu$g/kg/minで調整）

し高マグネシウム血症による中毒症状に注意が必要で、血清マグネシウム濃度のモニタリングとともに、膝蓋腱反射の消失、呼吸抑制、尿量減少がないかの確認が必要です[4]。

禁忌の薬剤

　妊婦に使用してはいけない降圧薬として、必ず知っておかなければならないのが「アンジオテンシン変換酵素（ACE）阻害薬」と「アンジオテンシンⅡ受容体拮抗薬（ARB）」です。これらは胎児において、腎血流減少による腎不全・尿量低下から羊水過少症、高カリウム血症、絞扼性神経障害といった問題を引き起こすことがあるため、妊婦中期・末期における使用は禁忌に該当します。もしもこれらを服用中に挙児希望がある場合には、妊娠前より他剤へ変更する、もしくは妊娠が判明したら速やかに他剤へ変更する必要があります。

＊　＊　＊

　妊婦の患者に薬物治療を行う場合には、医療用医薬品添付文書のほかに関連するガイドラインや書籍など、さまざまな情報を確認する必要があります。困ったことや疑問に感じた場合は、ぜひ近くの薬剤師にも相談してください。

引用・参考文献
1）　佐藤孝道. 実践 妊娠と薬. 第2版. 林昌洋ほか編. 東京，じほう，2010，3.
2）　日本産科婦人科学会・日本産婦人科医会. 産婦人科診療ガイドライン：産科編2020. 東京，日本産科婦人科学会，2020，60-1.
3）　伊藤真也ほか編. 薬物治療コンサルテーション：妊娠と授乳. 改訂2版. 東京，南山堂，2014，667p.
4）　JSEPTIC薬剤師部会. 病棟・ICU・ER で使えるクリティカルケア薬 Essence & Practice. 東京，じほう，2021，1072p.

（大川恭昌）

高齢者と薬剤

 ナースのギモン場面

75歳女性。ICU入室後、経腸栄養の禁忌（腸閉塞や消化管出血など）の病態はなく、血行動態は比較的安定していたため経腸栄養が開始された。経腸栄養ポンプを用いて消化態栄養剤の投与を20mL/hから開始した。既往に糖尿病などはなく、入院前は定期的な運動を行っていた。経腸栄養開始後、血糖値が200mg/dLを超えることが散見された。そのため、持続インスリンによる血糖管理と経腸栄養は10mL/hに一旦下げた後、段階的に増量する方針に変更となった。

高齢者に経腸栄養が開始されてから、栄養量UPを慎重にしているのは少なくていいからですか？ 血糖管理も厳重にしているのは低血糖が起きやすいからですかね？ 高齢者に対する治療で注意することはありますか？

ナース

急性期の過度な栄養療法はoverfeedingや高血糖の弊害が生じうるため注意が必要ですね。特に高齢者に対しては、長期予後を見据えた栄養設計や薬物治療は重要なんです。

薬剤師

高齢重症患者に対する
薬剤療法・栄養療法での注意点は？

高齢重症患者に対する栄養療法での注意点　図1

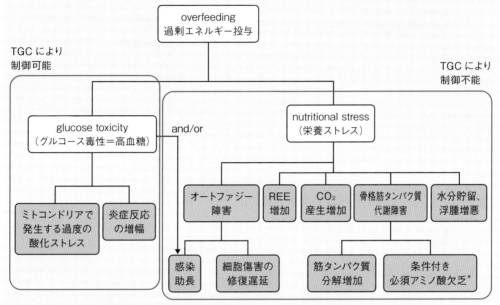

図1 侵襲下の overfeeding が惹起する代謝性有害事象（文献1より転載）

＊：グルタミン、アルギニン
TGC；tight glycemic control（重症患者の厳密な血糖管理）
REE；resting energy expenditure（安静時エネルギー消費量）

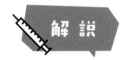

はじめに

　近年は高齢化に伴って高齢重症患者が増加していることは否めず、集中治療においても高齢重症患者に対する適切な栄養療法の必要性はますます高まっています。

　高齢者では、侵襲やストレスに対する回復能が低下していることは周知の事実であり、ICU 退出後の予後や後遺症として、主に身体面の障害である ICU 関連筋力低下（ICU-acquired weakness；ICU-AW）や、精神面や認知機能障害などを含めた集中治療後症候群（post intensive care syndrome；PICS）　図2[2,3] が問題とされています。この PICS やサルコペニアといった後遺症を見据えた対策として、早期リハビリテーションはもちろんのこと、急性期の栄養療法は特に重要となります。

　サルコペニアに関しては、特に栄養療法単独ではなく、十分な運動療法と併せて行う

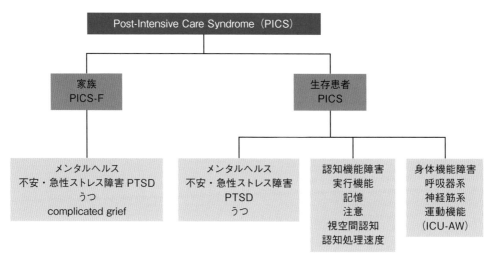

図2 PICS の概念と PICS–Family（文献 2、3 より作成）

べきであるとされており、理学療法士などとの連携も大切です。したがって、急性期における栄養療法を適切に行うことは、長期的なアウトカムにつながるため、医師や看護師、薬剤師、管理栄養士、理学療法士などとチームで連携して進めていくことが重要です。

高齢者に対する薬物療法とは？

高齢者の特徴

高齢者における薬剤投与では、代謝低下による最大血中濃度（Cmax）の上昇や排泄低下による半減期（t1/2）の延長から、薬物血中濃度が上昇しやすい[4]という特徴があります。

また腎排泄能の評価は、クレアチニンクリアランス（Ccr）または推算糸球体濾過量（eGFR）がよく用いられますが、サルコペニアなど筋肉量が少ない患者では、腎機能を過大評価してしまう可能性があるため、シスタチン C を用いた推算式が有用な場合もあります。高齢者に対する薬物療法では、腎機能や肝機能、体重などを考慮して薬剤の投与量調整を行うことが鉄則です。一般的に高齢者では、投与量を少量から開始し、効果や有害事象のモニタリングを行います。ただし薬剤によっては、定期的に血中濃度モニタリングを行い投与量を決定することも多く、薬剤ごとの代謝・排泄経路の確認が重要です。困ったら薬剤師などに相談しましょう。

表1 経腸栄養剤の種類と特徴（医薬品や食品〔濃厚流動食品〕は代表例）

	成分栄養剤	消化態栄養剤	半消化態栄養剤
医薬品	エレンタール®配合内用剤	ツインライン®NF 配合経腸用液	エンシュア・リキッド® ラコール®NF 配合経腸用液 イノラス®配合経腸用液
食品（濃厚流動食品）		PEPTAMEN®AF ペプチーノ	アイソカルサポート® 明治 YH フローレ CZ-Hi
窒素源	アミノ酸	アミノ酸、ジペプチド、トリペプチド	タンパク質
脂肪含有量	極めて少ない	少ない	比較的多い
残渣	極めて少ない	少ない	あり
使用する際のポイントなど	脂肪含有がほとんどないため、長期使用の場合は脂肪乳剤の追加を検討	昨今、食品タイプの消化態栄養剤が、術後患者への使用のトレンドになっている	消化機能に問題がないことを確認してから、選択されることが多い（各種栄養素も含まれており、食事〔経口〕に近い組成）

医薬品と食品では、患者負担の違いがある（入院中）。
医薬品：薬剤費として、負担率分を患者が負担する。
食品（濃厚流動食品）：入院時食事療養費として、自己負担分を患者が負担する。

ICU など急性期の場合

　ICU など急性期の患者では、高齢者においても治療開始時から十分量の薬剤投与を行わなければ、治療効果が得にくい場合があります。栄養療法も同様に、積極的に栄養投与を行うことで治療効果を得る狙いがあります。

　ただし冒頭の場面は、急性期に過度な栄養療法を行ったことで有害事象が起きてしまった事例です。以下に、高齢者における栄養療法のポイントを整理していきます。

高齢重症患者に対する急性期の栄養療法とは？

overfeeding

　急性期の栄養療法は、単に高カロリー輸液や経腸栄養剤を積極的に行えばよいというわけではありません**表1**。特に、高齢者に対して過度な栄養療法を行うことでoverfeeding の弊害を生む可能性が高いことを理解しておく必要があります**図1**[1]。

　ICU に入室する高齢者においては、特に過度な侵襲に伴う内因性エネルギー供給（筋

肉や脂肪などを異化して供給されるエネルギーのこと）が起こります。これらを考慮しないで、外因性エネルギー供給（経静脈栄養や経腸栄養などの外部から供給されるエネルギーのこと）を行うことで、overfeeding になる可能性が高いです。

　臨床現場において、内因性エネルギー供給を正確に測定することは難しいので、急性期（早期）においては、permissive underfeeding（栄養投与量をやや少なめにすること）が重要であるとされています。欧州静脈経腸栄養学会（ESPEN）のガイドライン[5]では、急性期早期（ICU 入室後 1〜2 日）と急性期後期（3〜7 日）に分けて栄養療法を計画することを提案しています。つまり、これはすべての重症患者に適用できますが、高齢者は特に PICS のリスクを考慮すると、ICU 入室〜3 日を境目として、その期間は permissive underfeeding を行うことで overfeeding を回避し、患者ごとに急性期（早期）を脱したのか評価した上で、積極的な栄養療法に移行することが重要といえます。

低栄養患者に対する栄養療法の注意点

リフィーディング症候群（RFS）

　日本の高齢者においては、低栄養を伴う場合が多いのは想像がつくと思います。低栄養患者に関しては、急性期においても permissive underfeeding をとるのではなく、積極的な栄養療法を実施するほうがよいとされています[6]。ただし、低栄養患者などへの積極的な栄養療法は、リフィーディング症候群（refeeding syndrome；RFS）の危険をはらんでいることを忘れてはいけません。

　RFS とは、慢性的な栄養不良状態の患者に対して、急速（過剰）に栄養補給を行うことで発症する代謝合併症の総称のことです。現在でも、RFS は完全には解明されていません。一見、低栄養患者のみに注視してしまうところですが、ICU 入室中の重症患者でも早期輸液蘇生や早期栄養療法が RFS を引き起こし、臓器障害を招くことがあります[7]。電解質モニタリングやビタミン B_1 投与、栄養量の算出と段階的な増量などを徹底していく必要があり、多職種で協議しながら栄養療法を行ってほしいと思います。

高齢重症患者に対する血糖管理

　急性期には、侵襲やストレスなどによる代謝亢進に伴いインスリン抵抗性が増大し、血糖上昇を起こしやすいことが知られています。非糖尿病患者にとって、高血糖は死亡

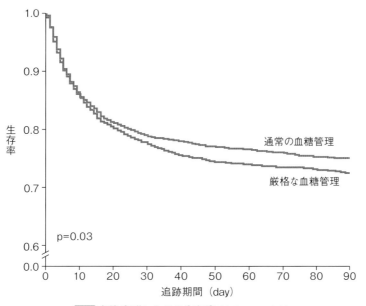

図3 各治療群における生存率 (文献11より改変)

率を上昇させる要因とされています[8]。また、重症患者において血糖変動が大きいと死亡率が上昇するという報告もあります[9]。耐糖能異常を起こしやすい高齢者では、血糖コントロール不良に陥りやすいため栄養療法の実施には注意が必要です。

『日本版 重症患者の栄養療法ガイドライン 総論2016& 病態別2017』[10] にも記載がありますが、血糖コントロールを行う場合には目標血糖値は180mg/dL以下とし、血糖値を80〜110mg/dLに維持する強化インスリン療法は行わないことが推奨されています。つまり、低血糖リスクを回避しつつ、高血糖にならないようにコントロールしていく血糖管理を徹底する必要があります 図3 [11]。

栄養療法施行中に使用する主な薬剤

排便コントロールを目的として

消化管蠕動運動の改善を目的として、使用される薬剤例を示します 表2 。
ただし確固たるエビデンスがないため、今後の研究報告などに期待したいところです。

表2 消化管蠕動運動改善を目的に使用される薬剤例

胃の蠕動運動不良時
六君子湯（上部消化管機能改善に使用されることが多い）

小腸の蠕動運動不良時
大建中湯（下部消化管機能改善に使用されることが多い）

大腸の蠕動運動不良時（便秘など）
酸化マグネシウム、ラキソベロン® （排便が数日ない場合などで使用される）

そのほか
・緩下薬として、ラクツロース、ソルビトールが使用される場合がある [12] ・オピオイド誘発性便秘症に対して、ナルデメジン（スインプロイク®）が使用されるケースもある（集中治療領域において、鎮痛薬としてオピオイドの使用頻度は高く、オピオイド誘発性便秘症の治療に難渋することが多い。従来の緩下薬で効果が乏しい場合は、ナルデメジンが新しい選択肢として有用である可能性を秘めている）

※上記の各薬剤使用の有無に限らず、胃管排液量や排便状況を連日モニタリングし、薬剤の必要性を検討していく必要がある。

引用・参考文献
1）寺島秀夫. Part Ⅱ. 栄養療法実践編 4. 過剰栄養投与の有害性とモニタリング：重症患者の栄養療法は overfeeding の正しい理解から始まる：特集 栄養療法アップデート 前編. INTENSIVIST. 11 (2), 2019, 329.
2）Stevens, RD. et al. A framework for diagnosing and classifying intensive care unit-acquired weakness. Crit Care Med. 37 (10 Suppl), 2009, S299-308.
3）神津玲ほか. Keyword 3 ICU-AW および PICS とリハビリテーション：特集 急性期・回復期・生活期 みんながつながる 呼吸管理のフロントライン. Respica. (17) 1, 2019, 27.
4）日本老年医学会 日本医療研究開発機構研究費・高齢者の薬物治療の安全性に関する研究研究班編. 高齢者の安全な薬物療法ガイドライン 2015. 東京, 日本老年医学会, 2015, 172p.
5）Singer, P. et al. ESPEN guideline on clinical nutrition in the intensive care unit. Clin Nutr. 38 (1), 2019, 48-79.
6）Schuetz, P. et al. Individualised nutritional support in medical inpatients at nutritional risk: a randomised clinical trial. Lancet. 393 (10188), 2019, 2312-21.
7）佐藤武揚ほか. 集中治療患者における refeeding syndrome. 外科と代謝・栄養. 50 (6), 2016, 321-6.
8）Rady, MY. et al. Influence of individual characteristics on outcome of glycemic control in intensive care unit patients with or without diabetes mellitus. Mayo Clin Proc. 80 (12), 2005, 1558-67.
9）Krinsley, JS. Glycemic variability: a strong independent predictor of mortality in critically ill patients. Crit Care Med. 36 (11), 2008, 3008-13.
10）日本集中治療医学会重症患者の栄養管理ガイドライン作成委員会. 日本版重症患者の栄養療法ガイドライン. 日本集中治療医学会雑誌. 23 (2), 2016, 185-281.
11）NICE-SUGAR Study Investigators. Finfer, S. et al. Intensive versus conventional glucose control in critically ill patients. N Engl J Med. 360 (13), 2009, 1283-97.
12）小谷穣治（特集編集）. エキスパートに学ぶ栄養管理のすべて. 救急・集中治療. 30 (1), 2018, 39-46.

（川邊一寛）

2章

ケースでわかる！
救急・ICU薬剤の
使い分け

抗精神病薬・睡眠薬
― 糖尿病既往のあるせん妄患者での選択

 本稿で取り上げる薬剤

ハロペリドール (セレネース®注)

主な適応 （適応外）器質的疾患に伴うせん妄、精神運動興奮状態、易怒性
禁忌 パーキンソン病またはレビー小体型認知症の患者、アドレナリンを投与中の患者（アドレナリンをアナフィラキシーの救急治療に使用する場合を除く）など
用法・用量 添付文書では1回5mgを1日1〜2回、静注または筋注（Lexicompでは、興奮の程度に応じて0.5〜20mgを15〜30分ごとに投与し、必要に応じて6〜12時間ごとに維持量〔負荷投与量の25%〕を投与）
注意点と特徴 クエチアピンと比較してドパミン受容体占有率が高く、錐体外路症状が出現しやすい。
主な副作用 悪性症候群、錐体外路症状、QT延長など
薬価 5mg：91円

クエチアピン (セロクエル®錠)

主な適応 （適応外）器質的疾患に伴うせん妄、精神運動興奮状態、易怒性
禁忌 糖尿病の患者、アドレナリンを投与中の患者（アドレナリンをアナフィラキシーの救急治療に使用する場合を除く）など
用法・用量 1回12.5〜50mgを1日2回より開始、最大投与量400mg/day
注意点と特徴 多様な受容体に作用するため、ハロペリドールと比較して錐体外路症状などの副作用は少ないが、抗コリン作用やα受容体遮断作用などに伴う副作用に注意が必要
主な副作用 高血糖、体重増加、便秘、麻痺性イレウス、起立性低血圧など
薬価 25mg：21.90円、100mg：54.50円、200mg：98.20円

ラメルテオン (ロゼレム®錠)

主な適応 不眠症における入眠困難の改善
禁忌 高度な肝機能障害のある患者、フルボキサミンマレイン酸塩を投与中の患者など
用法・用量 1日1回8mgを就寝前に経口投与
注意点と特徴 空腹時投与が望ましい（食後投与では空腹時と比較し血中濃度低下）
主な副作用 傾眠など
薬価 8mg：81.30円

CASE

81歳男性。身長163cm、体重59kg

(現病歴) 類天疱瘡でステロイド内服中の患者が、糖尿病性下肢壊疽疑いで他院入院。全身管理目的のために当院へ転院となった。入院後より抗菌薬治療を行い、治療は奏効していたが、夜間に落ち着かなくなり、つじつまが合わない言動をするようになった。歩行は困難。CAM-ICUでせん妄を評価したところ陽性となり、せん妄と判断された。

(既往歴) 類天疱瘡、糖尿病、慢性腎不全（片腎摘出後）、閉塞性動脈硬化症、慢性心房細動

(アレルギー) 特記すべき事項なし

(入院前投与薬)

プレドニゾロン錠5mg 1回2錠、1日2回、朝昼食後

ランソプラゾールOD錠15mg 1回1錠、1日1回、就寝前

ミグリトール錠50mg 1回1錠、1日3回、毎食直前

ルセオグリフロジン錠2.5mg 1回1錠、1日1回、朝食後

リラグルチド皮下注18mg 1回0.9mg、1日1回、朝

アピキサバン錠2.5mg 1回1錠、1日2回、朝夕食後

ピタバスタチンカルシウム錠1mg 1回1錠、1日1回、朝食後

(検査値) HbA1c 8.3%

CAM-ICU：ICUにおけるせん妄評価法（confusion assessment method for the ICU）[1]、HbA1c：ヘモグロビンA1c

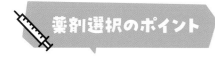 薬剤選択のポイント

はじめに

ICUに入室した患者は高頻度でせん妄を引き起こし、その発症率は80%以上という報告があります[2]。せん妄はICU入室期間や入院期間を延長させ、予後を悪化させる報告があり、せん妄を予防することは重要とされています[3~6]。今回の症例は、環境整備など非薬理学的介入でせん妄予防に努めていましたが、せん妄を発症したため、薬理学的介入について検討します。

1 抗精神病薬・睡眠薬

せん妄治療に使用される薬剤として、定型抗精神病薬の**ハロペリドール**、非定型抗精神病薬の**クエチアピン**、メラトニン受容体作動薬である**ラメルテオン**を挙げました。これらの薬剤の使い分けをするために、まずは各薬剤の特徴を整理しましょう。

せん妄治療に使われる薬剤の特徴

ハロペリドール

　ハロペリドールは、注射薬もあることからせん妄治療に汎用され、2002年に米国集中治療医学会が提示したガイドラインではせん妄治療薬として推奨されていました[7]。しかし、推奨の根拠となった論文は症例数が少なく、投与方法が持続静注、用量が100mg/day以上と日本の適用とは異なっていることから、この投与方法は現実的に難しいと考えられました[8~10]。また、Torsade de pointes や D$_2$（ドパミン）遮断作用による錐体外路症状など副作用のリスクが高いことからも、**ハロペリドール**の使用は、2013年のガイドラインの改訂以降推奨されなくなりました[11]。

クエチアピン

　クエチアピンは、D$_2$遮断作用と5-HT$_2$（セロトニン）遮断作用を併せ持ち、**ハロペリドール**などの定型抗精神病薬より D$_2$遮断作用を弱めたことで、錐体外路症状を少なくさせた非定型抗精神病薬です。錐体外路症状が少ないというメリットはありますが、せん妄に対する治療効果としては、前述したエビデンスが不十分である**ハロペリドール**との比較検討で示されるにとどまっています[12]。また、2018年に公表された『Clinical Practice Guidelines for the Prevention and Management of Pain, Agitation/Sedation, Delirium, Immobility, and Sleep Disruption in Adult Patients in the ICU』（通称 PADIS ガイドライン）では、**クエチアピン**を含めた非定型抗精神病薬を日常的に使用しないことが推奨されています[13]。安全性については、**クエチアピン**は血糖値を上昇させる副作用があります。糖尿病患者では、**クエチアピン**投与により血糖値が著しく上昇し、糖尿病性ケトアシドーシスや糖尿病性昏睡などを引き起こすことがあります。この血糖上昇は長期に服用した場合に起こり、短期的な使用による高血糖の報告はほとんどないため、血糖値をモニタリングすれば投与可能と考えられます。ただし添付文書では糖尿病患者への投与は禁忌となっているため、糖尿病患者への投与は推奨されません。よって、**クエチアピン**を投与する際は必ず糖尿病の既往を確認する必要があります[14]。

ラメルテオン

　ラメルテオンは、睡眠覚醒リズムに関与するメラトニン受容体である MT_1 および MT_2 受容体に作用し、睡眠中枢を優位に導くことで睡眠を誘発する睡眠薬です。PADIS ガイドラインでは**ラメルテオン**の記載はありませんが、体内リズムを整えるというメカニズムからせん妄の発現率を低下させる可能性があり、近年せん妄に関する報告が増えています[15, 16]。2018 年に Nishikimi らは、ICU 入室患者に対して**ラメルテオン**を予防的に投与することで ICU 滞在期間を短縮させる傾向にあり、せん妄発現率およびせん妄期間を有意に減少させたと報告しています[16]。ただしせん妄に対する有効性については、高齢者での報告はあるものの、重症患者に対する効果としてはまだデータが不十分だと考えられます[17, 18]。また、**ラメルテオン**は興奮状態のせん妄に対して即効性がないことに注意が必要です。

どの薬剤を選択する？

　以上のことを踏まえて、今回の症例の薬剤選択について考えてみましょう。糖尿病の既往があることから、**クエチアピン**の使用はまずはじめに選択肢から除外されます。**ハロペリドール**は、せん妄治療に対して推奨されていない上に不整脈や錐体外路症状など重大な副作用のリスクが高いため、内服が困難な場合を除いて積極的には使用できません。**ラメルテオン**は、せん妄に対する有効性についてデータが不十分であり、興奮状態のせん妄に対して即効性もありません。しかし、**ハロペリドール**に比べると重大な副作用は少なく、安全性の面で**ハロペリドール**よりメリットがあると考えられます。

　今回の症例は、せん妄に対する薬物治療のエビデンスが3剤とも不十分であること、興奮状態のせん妄ではないこと、安全性を考慮して、**ラメルテオン**を選択します。

　ここまで、せん妄に使用される薬剤について述べましたが、ICU 入室患者に対する薬物治療で推奨されている薬剤は今のところありません。今後、質的レベルの高い研究がなされることを期待します。

> ◎ 今回のチョイス
>
> **ラメルテオンで、体内リズムを整えてせん妄の改善につなげる。**

サマリー

◇せん妄の治療で積極的に推奨されている薬剤はなく、予防が重要である。

◇ただし、興奮状態の場合には、抗精神病薬の使用を検討する。

◇そこまで興奮が強くない場合には、環境調整に加え、ラメルテオンなどで日内リズムを整えることを検討する。

MINI COLUMN

せん妄に対するデクスメデトミジンの効果

デクスメデトミジンは、α_2作動性鎮静薬であり、集中治療における人工呼吸管理中および離脱後の鎮静として使用されます。**デクスメデトミジン**は、ほかの鎮静薬である**ミダゾラム**や**プロポフォール**との比較試験でせん妄発現率が低かったという結果から、近年せん妄予防効果に関する報告がされています [19〜21]。

2016年に Reade らは、ICU 入室中の活動型せん妄が原因で人工呼吸管理継続が必要な患者に対して、プラセボと比較して**デクスメデトミジン**で人工呼吸器非装着時間が統計学的に有意に長かったと報告しています [22]。この結果から PADIS ガイドラインでは、人工呼吸管理中にせん妄状態にある患者で、興奮によりウィーニングや抜管を妨げられている場合という限定条件で**デクスメデトミジン**の使用を推奨しています [13]。ただし、**デクスメデトミジン**は、徐脈や低血圧などの副作用があり、薬価も高いため、せん妄の治療目的のみで安易に使用すべきでないでしょう。鎮静が必要な状態かつ前述した興奮状態のせん妄で、循環動態が安定していることを確認した上で**デクスメデトミジン**の使用の可否を検討しましょう。

引用・参考文献

1）Ely, EW. et al. Evaluation of delirium in critically ill patients: validation of the Confusion Assessment Method for the Intensive Care Unit (CAM-ICU). Crit Care Med. 29 (7), 2001, 1370-9.
2）Milbrandt, EB. et al. Costs associated with delirium in mechanically ventilated patients. Crit Care Med. 32 (4), 2004, 955-62.
3）Ely, EW. et al. The impact of delirium in the intensive care unit on hospital length of stay. Intensive Care Med. 27 (12), 2001, 1892-900.
4）Lat, I. et al. The impact of delirium on clinical outcomes in mechanically ventilated surgical and trauma patients. Crit Care Med. 37 (6), 2009, 1898-905.
5）Ely, EW. et al. Delirium as a predictor of mortality in mechanically ventilated patients in the intensive care unit. JAMA. 291 (14), 2004, 1753-62.
6）Pisani, MA. et al. Days of delirium are associated with 1-year mortality in an older intensive care unit population. Am J Respir Crit Care Med. 180 (11), 2009, 1092-7.
7）Jacobi, J. et al. Clinical practice guidelines for the sustained use of sedatives and analgesics in the critically ill adult. Crit Care Med. 30 (1), 2002, 119-41.
8）Riker, RR. et al. Continuous infusion of haloperidol controls agitation in critically ill patients. Crit Care Med. 22 (3), 1994, 433-40.
9）Seneff, MG. et al. Use of haloperidol infusions to control delirium in critically ill adults. Ann Pharmacother. 29 (7-8), 1995, 690-3.

10）Tesar, GE. et al. Use of high-dose intravenous haloperidol in the treatment of agitated cardiac patients. J Clin Psychopharmacol. 5（6）, 1985, 344-7.

11）Barr, J. et al. Clinical practice guidelines for the management of pain, agitation, and delirium in adult patients in the intensive care unit. Crit Care Med. 41（1）, 2013, 263-306.

12）Lonergan, E. et al. Antipsychotics for delirium. Cochrane Database Syst Rev. 18（2）, 2007, CD005594.

13）Devlin, JW. et al. Clinical Practice Guidelines for the Prevention and Management of Pain, Agitation/Sedation, Delirium, Immobility, and Sleep Disruption in Adult Patients in the ICU. Crit Care Med. 46（9）, 2018, e825-e873.

14）医薬品インタビューフォーム. セロクエル. https://amn.astellas.jp/content/jp/amn/jp/ja/common/pdfviewer.html/content/dam/jp/amn/ja/di/doc/Pdfs/DocNo202311649_y.pdf（accessed 2023-07-18）

15）Hatta, K. et al. Preventive effects of ramelteon on delirium: a randomized placebo-controlled trial. JAMA Psychiatry. 71（4）, 2014, 397-403.

16）Nishikimi, M. et al. Effect of Administration of Ramelteon, a Melatonin Receptor Agonist, on the Duration of Stay in the ICU: A Single-Center Randomized Placebo-Controlled Trial. Crit Care Med. 46（7）, 2018, 1099-105.

17）Ohta, T. et al. Melatonin receptor agonists for treating delirium in elderly patients with acute stroke. J Stroke Cerebrovasc Dis. 22（7）, 2013, 1107-10.

18）Tsuda, A. et al. Ramelteon for the treatment of delirium in elderly patients: a consecutive case series study. Int J Psychiatry Med. 47（2）, 2014, 97-104.

19）Maldonado, JR. et al. Dexmedetomidine and the reduction of postoperative delirium after cardiac surgery. Psychosomatics. 50（3）, 2009, 206-17.

20）Riker, RR. et al. Dexmedetomidine vs midazolam for sedation of critically ill patients: a randomized trial. JAMA. 301（5）, 2009, 489-99.

21）Jakob, SM. et al. Dexmedetomidine vs midazolam or propofol for sedation during prolonged mechanical ventilation: two randomized controllxed trials. JAMA. 307（11）, 2012, 1151-60.

22）Reade, MC. et al. Effect of dexmedetomidine added to standard care on ventilator-free time in patients with agitated delirium: A randomized clinical trial. JAMA. 315（14）, 2016, 1460-8.

（小野寺夕貴、髙木 奏）

1 抗精神病薬・睡眠薬

2 オピオイド

― 腎機能が低下したがん性疼痛患者での選択

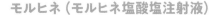 本稿で取り上げる薬剤

フェンタニル (フェンタニル注射液)

主な適応 激しい疼痛 (術後疼痛、がん性疼痛など) に対する鎮痛
禁忌 ナルメフェンを投与中〜投与中止後 1 週間以内の患者など
用法・用量 0.7〜10 μg/kg/h で持続静注 (J-PAD ガイドライン 2014 より)
注意点と特徴 脂溶性が高いため、効果発現時間が 1〜2 分と即効性がある。ただし、長時間投与では体内に蓄積され、半減期が延長する
主な副作用 呼吸抑制、嘔吐、消化管運動抑制、筋強直など
薬価 0.1mg：175 円、0.25mg：421 円、0.5mg：824 円

モルヒネ (モルヒネ塩酸塩注射液)

主な適応 激しい疼痛時における鎮痛・鎮静など
禁忌 ナルメフェンを投与中〜投与中止後 1 週間以内の患者など
用法・用量 2〜30mg/h で持続静注 (J-PAD ガイドライン 2014 より)
注意点と特徴 重度の腎機能障害患者では、活性代謝物が蓄積し副作用出現のリスクが高まるため、減量もしくは使用を避ける。フェンタニルとは異なり、ヒスタミン遊離作用を有するため、血圧低下や気管支収縮などの副作用に注意が必要
主な副作用 呼吸抑制、消化管運動抑制、血圧低下、気管支収縮、掻痒感、筋強直など
薬価 10mg：305 円、50mg：1,371 円

 CASE

72 歳男性。身長 157cm、体重 74kg

現病歴 入院約 1 カ月前に右上葉肺がんに対して手術を施行し、その後外来通院をしていた。入院当日の起床時より呼吸苦があり、改善しないため救急搬送された。来院時は酸素 15L/min でも酸素化が保てず、気管挿管となった。呼吸状態の悪化の原因は間質性肺炎の急性増悪や市中肺炎と考えられ、治療中、挿管に伴う疼痛と、もともとのがん性疼痛が相まって、オピオイドが開始となった。

既往歴 右上葉肺がん、下咽頭がん、高血圧

アレルギー 特記すべき事項なし

入院前内服薬

アムロジピン錠 5mg 1回1錠、1日1回、朝食後

ロサルタンカリウム錠 50mg 1回1錠、1日1回、朝食後

ロキソプロフェン錠 60mg 1回1錠、1日3回、毎食後

レバミピド錠 100mg 1回1錠、1日3回、毎食後

ゾピクロン錠 7.5mg 1回1錠、1日1回、就寝前

バイタルサイン　呼吸数 36 回/min、脈拍 115 回/min、血圧 117/85mmHg、体温 37.1℃、SpO_2 93%（酸素 12L/min）

検査値　SCr 1.4mg/dL

SCr：血清クレアチニン値

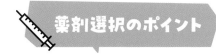

薬剤選択のポイント

はじめに

痛みとは？

　痛みとは、「実際に何らかの組織損傷が起こったとき、または組織損傷を起こす可能性があるとき、あるいはそのような損傷の際に表現される、不快な感覚や情動体験」と国際疼痛学会（International Association for the Study of Pain：IASP）によって定義されています[1]。痛みというと外科的処置に生じるものというイメージが強いと思いますが、外科系 ICU 患者と同様に内科系 ICU 患者も、安静時でも強い痛みを感じているという報告があります[2~4]。ICU に入室する患者の痛みは、内分泌系や交感神経系、免疫系などにさまざまな影響を与え、長期的な予後にも影響していることが明らかになってきているため、適切な疼痛コントロールを行うことが重要とされています[5, 6]。

ICU 患者の痛みの治療薬

　日本のガイドラインである『日本版・集中治療室における成人重症患者に対する痛み・不穏・せん妄管理のための臨床ガイドライン』と、米国のガイドラインである『Clinical Practice Guidelines for the Prevention and Management of Pain, Agitation/

Sedation, Delirium, Immobility, and Sleep Disruption in Adult Patients in the ICU』（通称 PADIS ガイドライン）ともに、ICU 患者の痛みの治療に対して、静注オピオイドが第一選択薬として推奨されています[7, 8]。

　オピオイドが推奨される理由の一つとして、最大投与量の設定がないことが挙げられます。そのため、適切な投与量は、痛みを抑えられ、かつ副作用を最小限にする量になります。オピオイドには**モルヒネ**、**フェンタニル**、**オキシコドン**などいくつかありますが、どちらのガイドラインも、どのオピオイドを使用するかについては言及していません。そこで本稿では、ICU で使用されることが多いオピオイドである**モルヒネ**と**フェンタニル**の薬理学的・薬物動態学的特徴を比較し **表1**、使い分けを解説していきます。

ICU でよく使われるオピオイドの特徴

モルヒネ

　モルヒネは、がん性疼痛に対して豊富な使用経験があり、呼吸困難感にも効果がある薬剤として、緩和医療で汎用されている薬剤です。**モルヒネ**は、主に μ オピオイド受容体に作用し、代謝物であるモルヒネ -6- グルクロニドが強力な鎮痛作用を有しています。モルヒネ投与時の注意点は、モルヒネ -6- グルクロニドともう一つの代謝物であるモルヒネ -3- グルクロニドが、ほとんど尿中に排泄されるため、腎機能低下患者に**モルヒネ**を投与するとこれらが体内に蓄積され、副作用が増強されることです。

　オピオイドの副作用は悪心・嘔吐、便秘、眠気が代表的ですが、そのほか、過量投与すると呼吸抑制という重大な副作用が生じます。急激に腎機能低下を引き起こした場合には、呼吸状態を悪化させてしまう可能性があるため、腎機能低下患者に**モルヒネ**を投与することは推奨されていません。また**モルヒネ**は、ヒスタミン遊離作用が強く、ヒスタミンが遊離されると、血圧低下や気管支収縮、蕁麻疹、掻痒感を引き起こします。ICU 患者は、腎機能が低下している患者や循環動態が不安定な患者が多いため、活性

表1 モルヒネとフェンタニルの薬理学的・薬物動態学的特徴の比較

薬剤名	作用発現時間	消失半減期	活性代謝物	副作用
モルヒネ	5〜10 分	3〜4 時間	モルヒネ -6- グルクロニド	・ヒスタミン遊離作用 ・腎障害で蓄積
フェンタニル	1〜2 分	2〜4 時間	なし	・降圧作用が少ない

代謝物の腎臓での蓄積やヒスタミン遊離による血圧低下を引き起こしやすい**モルヒネ**は、使用しづらい薬剤になります。

フェンタニル

　フェンタニルは、μオピオイド受容体に対する選択性が非常に高く、鎮痛効果は**モルヒネ**の約50〜100倍になります。作用発現時間は1〜2分と**モルヒネ**より速いため、疼痛が増強した際に**フェンタニル**を急速投与したほうが即効性があります。**モルヒネ**の注意点の一つであった代謝物の腎臓での蓄積については、**フェンタニル**は活性代謝物がないため、腎機能低下患者にも使用しやすい薬剤です。ヒスタミン遊離作用は**モルヒネ**と比較すると少なく、血圧低下など血行動態への影響が少ないとされています。ただし、**フェンタニル**は脂溶性が高いため蓄積しやすく、投与時間が長くなるほど消失半減期が長くなることに注意が必要です。

どの薬剤を選択する？

　以上のことを踏まえて、今回の症例の薬剤選択について考えてみましょう。今回の症例は、人工呼吸管理に伴う疼痛に対してオピオイドを使用します。この症例で最も注意すべきなのは、SCr が 1.4mg/dL と腎機能が低下している点です。**モルヒネ**は前述した通り、腎機能低下を引き起こしている場合、代謝物が腎臓に蓄積し副作用を増強させるため、呼吸器のウィーニングや抜管を妨げられてしまい、挿管期間が延長してしまいます。**フェンタニル**は腎機能低下患者にも使用でき、血行動態への影響も**モルヒネ**より少ないため、今回の症例は**フェンタニル**を選択します。

> ◎ 今回のチョイス
>
> フェンタニルで、副作用を最小限に抑えながら人工呼吸管理に伴う疼痛をコントロールする。

2
オピオイド

. . . . **MINI COLUMN** . . . .

非オピオイド鎮痛薬

ICU患者の痛みの治療に対してオピオイド鎮痛薬は重要な役割を果たしますが、非オピオイド鎮痛薬や局所麻酔など異なる作用機序の薬剤を組み合わせることで、より優れた疼痛コントロールを行い、オピオイドの使用量や副作用を減少させるマルチモーダル鎮痛法が有効であるという報告があります[9]。そのため、オピオイドだけで疼痛コントロールを行うのではなく、非オピオイド鎮痛薬を組み合わせることも重要になります。非オピオイド鎮痛薬には、**アセトアミノフェン**と非ステロイド性抗炎症薬（non-steroidal anti-inflammatory drugs；NSAIDs）があります。

アセトアミノフェンは、視床と大脳皮質へ作用し、痛覚閾値を上昇させ鎮痛作用を示します。視床下部の体温調節中枢に作用し、解熱させる効果もあります。**アセトアミノフェン**の特徴は、錠剤や坐薬、点滴など剤形が多数あり、最大4,000mg/dayまで投与可能なことです。ただし、過量投与により肝機能障害を引き起こすため注意が必要です。また、点滴では平均血圧がベースラインから15%以上低下するという報告があるため、点滴で投与する場合には血圧に注意しましょう[10]。

NSAIDsは、シクロオキシゲナーゼ（cyclooxygenase；COX）を阻害することで、炎症時に放出されるプロスタグランジン（prostaglandin；PG）の生成を抑制し、鎮痛作用や抗炎症作用を示します。NSAIDsの注意点として、急性腎障害や心不全増悪、消化管潰瘍・出血の副作用があります。急性腎障害はPG減少に伴い、腎血流量と糸球体濾過速度が減少することで起こります。心不全増悪は、PG生成抑制によりナトリウムや水分が貯留することで起こります。消化管潰瘍や消化管出血は、NSAIDsの中でも胃粘膜作用に関与しているCOX-1を阻害する薬剤が引き起こしやすい副作用です。**セレコキシブ**などのCOX-2選択的阻害薬は、COX-1には影響しないため、胃腸障害が少ないNSAIDsになります。

　PADIS ガイドラインでは、重症患者の疼痛管理として、疼痛の減弱やオピオイド消費の減少にオピオイドの補助薬として**アセトアミノフェン**の使用が推奨されています[6]。一方、NSAIDs は、前述した副作用の観点から、特に COX-1 選択的 NSAIDs のルーチンでの使用は推奨されていません。よって、オピオイドの補助薬として非オピオイド鎮痛薬を使用する場合は、肝障害に注意しながら**アセトアミノフェン**を使いましょう。

2 オピオイド

引用・参考文献

1) Pain terms : a list with definitions and notes on usage. Recommended by the IASP Subcommittee on Taxonomy. Pain. 6 (3), 1979, 249.
2) Chanques, G. et al. A prospective study of pain at rest: incidence and characteristics of an unrecognized symptom in surgical and trauma versus medical intensive care unit patients. Anesthesiology. 107 (5), 2007, 858-60.
3) Stanik-Hutt, JA. et al. Pain experiences of traumatically injured patients in acritical care setting. Am J Crit Care. 10 (4), 2001, 252-9.
4) Gélinas, C. Management of pain in cardiac surgery ICU patients : have we improved over time?. Intensive Crit Care Nurs. 23 (5), 2007, 298-303.
5) Ballard, KS. Identification of environmental stressors for patients in a surgical intensive care unit. Issues Ment Health Nurs. 3, 1981, 89-108.
6) Rotondi, AJ. et al. Patients'recollections of stressful experiences while receiving prolonged mechanical ventilation in an intensive care unit. Crit Care Med. 30 (4), 2002, 746-52.
7) 日本集中治療医学会 J-PAD ガイドライン作成委員会. 日本版・集中治療室における成人重症患者に対する痛み・不穏・せん妄管理のための臨床ガイドライン. 日本集中治療医学会雑誌. 21 (5), 2014, 539-79.
8) Devlin, JW. et al. Clinical Practice Guidelines for the Prevention and Management of Pain, Agitation/Sedation, Delirium, Immobility, and Sleep Disruption in Adult Patients in the ICU. Crit Care Med. 46 (9), 2018, e825-73.
9) Sigakis, MJ. et al. Ten Myths and Misconceptions Regarding Pain Management in the ICU. Crit Care Med. 43 (11), 2015, 2468-78.
10) Cantais, A. et al. Acetaminophen-Induced Changes in Systemic Blood Pressure in Critically Ill Patients: Results of a Multicenter Cohort Study. Crit Care Med. 44 (12), 2016, 2192-8.

（小野寺夕貴、髙木 奏）

抗てんかん薬
― 痙攣性てんかん重積患者での選択

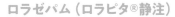

ジアゼパム（セルシン®注射液）

主な適応 てんかん重積発作

禁忌 重症筋無力症、急性閉塞隅角緑内障の患者

用法・用量 10mgを筋肉内または静脈内に、できるだけ緩徐に注射

注意点と特徴 効果発現時間：1〜3分、効果持続時間：20分。有機溶剤で可溶化されているため希釈せずに単独投与

主な副作用 前向性健忘、血圧低下

薬価 5mg：80円、10mg：83円

ロラゼパム（ロラピタ®静注）

主な適応 てんかん重積発作

禁忌 重症筋無力症、急性閉塞隅角緑内障、ショック・昏睡患者、急性アルコール中毒の患者

用法・用量 4mgを同量の注射用水、生理食塩液または5％ブドウ糖液で希釈し、2mg/minで静脈内投与。最大投与量は8mg

注意点と特徴 効果発現時間：10分以内。効果持続時間はジアゼパムより長い（4〜6時間）。ジアゼパムより高価である

主な副作用 血圧低下、鎮静、呼吸抑制

薬価 2mg：2,067円

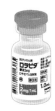

フェニトイン（アレビアチン®注）

主な適応 てんかん重積発作

禁忌 洞性徐脈、高度の刺激伝導障害のある患者

用法・用量 通常成人には125〜250mg、発作が抑制できないときには、30分後にさらに100〜150mgを追加投与する
『てんかん治療ガイドライン2010』では、5〜20mg/kg静注、最大投与速度50mg/min、追加5mg/kgとなっている

注意点と特徴 効果発現：0.5〜1時間。強アルカリ性のため配合変化に注意が必要。投与時間が長い。急速投与で重度の血圧低下、不整脈のリスクがある。薬物血中濃度モニタリング（TDM）対象薬剤であり、薬剤間相互作用が多数

主な副作用 低血圧、QT延長、静脈炎

薬価 250mg：124円

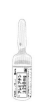

ホスフェニトイン（ホストイン®静注）

主な適応　てんかん重積発作

禁忌　洞性徐脈、高度の刺激伝導障害のある患者

用法・用量　初回 22.5mg/kg を静脈内投与。投与速度は 3mg/kg/min か 150mg/min のいずれか低いほうを超えないこと

注意点と特徴　効果発現：10〜20 分。フェニトインよりも投与時間を短縮できる。急速投与で重度の血圧低下・不整脈のリスクあり。TDM の対象薬剤であり、薬剤間相互作用が多数

主な副作用　掻痒症、眼振、めまい、血圧低下

薬価　750mg：6,419 円

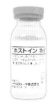

 CASE

39 歳女性。身長 160cm、体重 55kg

現病歴　ビタミン C 注射を点滴加療した後、呼吸苦と両肩、右上肢不随意運動を認めて救急搬送された

既往歴　左乳がん（全摘術後）、胸骨転移、肺転移

アレルギー　特記すべき事項なし

入院前投与薬

フェンタニル（フェントス®）テープ 4mg 1日1回

モルヒネ（オプソ®）内服液 10mg 1回2包、1日3回、毎食後

ロキソプロフェン（ロキソニン®）錠 60mg 1回1錠、1日3回、毎食後

レバミピド（ムコスタ®）錠 100mg 1回1錠、1日3回、毎食後

入院時バイタルサイン　GCS E4V5M6、呼吸数 24 回 /min、心拍数 120 回 /min、血圧 100/60mmHg、体温 38.5℃、SpO₂ 60%（酸素 2L/min）→ 98%（酸素 6L/min）

経過　救急外来経過中、右上下肢の単純部分発作あり。注視は可能であったが、徐々に増悪していった

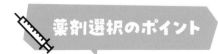

はじめに

　本症例は、てんかん重積状態の患者です。ここからは、日本神経学会監修の『てんかん診療ガイドライン 2018』[1] に沿って解説します。

どの薬剤を選択する？

治療の第一段階

フェニトイン、ジアゼパム、ロラゼパム

　『てんかん診療ガイドライン2018』では、痙攣性てんかん重積状態の第一段階として「ベンゾジアゼピン系薬剤のジアゼパム、ロラゼパムの静注」を推奨しています[1]。『追補版2022』ではミダゾラムも併記されました[2]。抗てんかん薬としては**フェニトイン**も有用ですが、第一段階に**フェニトイン**ではなく、ベンゾジアゼピン系薬剤を優先的に使用することが推奨されるのは、1998年に出された論文が理由の一つです。その研究は、ランダム化比較・二重盲検試験で行われ、全般発作による痙攣重積患者に対して、**ロラゼパム**静注、**フェノバルビタール**点滴静注、**ジアゼパム**静注＋**フェニトイン**点滴静注、**フェニトイン**点滴静注を行ったところ、**ロラゼパム**静注は**フェニトイン**点滴静注と比較して有意に痙攣重積状態を頓挫したという結果でした[3]。そのため、本症例でも**フェニトイン**点滴静注ではなく、ベンゾジアゼピン系薬剤を優先的に使用することが推奨されます。

ジアゼパム、ロラゼパム

　では**ジアゼパム**静注と**ロラゼパム**静注では、どちらの薬剤を使用するほうがよいのでしょうか。『てんかん診療ガイドライン2018』が刊行された時点では、日本では**ロラゼパム（ロラピタ®）**静注薬が未発売だったため、ガイドライン上ではこれらのベンゾジアゼピン系薬剤の推奨度に違いを設けていません。米国てんかん学会（American Epilepsy Society）によるガイドラインでも同様に、「**ロラゼパム**と**ジアゼパム**の有意な効果の違いは示されていない（成人の痙攣重積）（Level A）」と推奨していますが、「**ジアゼパム**と比較して**ロラゼパム**は効果時間が長い（半減期ではない）」との記載があります[4]。2014年のCochrane Reviewでは、「**ロラゼパム**静注は痙攣を頓挫する目的では、**ジアゼパム**静注や**フェニトイン**点滴静注より優れている」と、結論づけています[5]。しかしながら、海外では**ロラゼパム**静注はすでに後発品が発売されていますが、日本では2019年2月に発売が開始されたため、薬価は2,067円/2mgと、**ジアゼパム**静注の83円/10mgと比較すると非常に高価であることを考慮する必要があります。ここでは、明確な優劣がついていないため薬価を考慮して、**ジアゼパム**静注を選択しました。

治療の第二段階

フェニトイン、ホスフェニトイン

　さて、**ジアゼパム**静注 10mg を投与しましたが、本症例では痙攣が頓挫しませんでした。第一段階で痙攣が頓挫しない場合は第二段階に進みます。第二段階では**フェニトイン**、**ホスフェニトイン**をはじめとして、ほかの抗てんかん薬と同列で推奨されています[1]。**ホスフェニトイン**は**フェニトイン**のプロドラッグ[*1]であり、**フェニトイン**の副作用を軽減するために開発されました。『てんかん診療ガイドライン 2018』では、「**ホスフェニトイン**または**フェニトイン**は第二段階の治療薬として有効である」と推奨されていますが、本文中には「**ホスフェニトイン**は**フェニトイン**の副作用を軽減する目的で開発されたため、臨床場面で使用しやすい」とも記載されています。米国てんかん学会によるガイドラインでは、両剤が使用できる場合は、「副作用の視点から**ホスフェニトイン**が優先される」としています。**フェニトイン**は、アルカリ性（pH 約 12）であり、それを溶解するためにプロピレングリコールやエタノールを添加物に使用しているため、血管炎リスクや急速静注による血圧低下、多くの配合変化など臨床で使用しにくいというデメリットが多くありました。特に痙攣を早く止めたい痙攣重積状態では、**フェニトイン**の 50mg/min という最大投与速度は大きなデメリットになります。**ホスフェニトイン**は、それらの副作用を軽減しており使用しやすく、投与速度も 3mg/kg/min あるいは 150mg/min（フェニトイン換算：100mg/min）の低いほうを超えないよう定められており、**フェニトイン**点滴静注より速度を速められます。**ジアゼパム**と**ロラゼパム**同様に、**ホスフェニトイン**（**ホストイン®**）は後発品がないため 6,419 円 /750mg と、**フェニトイン**（**アレビアチン®**）の 124 円 /250mg と比較して高価であることは知っておく必要があります。本症例では、痙攣重積という緊急状態であり副作用の軽減と緊急性から**ホスフェニトイン**（**ホストイン®**）を選択します。

*1　プロドラッグ：体内あるいは目標部位に到達してから薬理活性を持つ化合物に変換され、薬理効果を発揮（活性化）するように化学的に修飾された薬。

◎ 今回のチョイス

ジアゼパム 10mg を静注し、痙攣が頓挫しなかったため、ホスフェニトイン 1,200mg を 10 分かけて点滴静注する。

サマリー

- てんかん重積発作の第一治療段階で使用される薬剤について、ガイドラインで推奨されている背景・根拠を明示し薬剤の選択を検討した。

- また、治療の第二段階の選択肢の一つであるアレビアチン®とホストイン®についてそれぞれの特性を解説した。投与速度や配合変化、副作用の面からホストイン®の選択となる。

───── MINI COLUMN ─────

抗てんかん薬による過敏性症候群

抗てんかん薬の中で、**フェニトイン**、**フェノバルビタール**、**カルバマゼピン**では発熱や発疹の頻度が高いといわれており、これらの症状は過敏性症候群（anticonvulsant hypersensitivity syndrome；AHS）と総称されます[6]。程度としても軽症から重症までさまざまです。明確な頻度は不明ですが、問題となるのは交差反応です。AHS には免疫反応が関わっており、抗てんかん薬の中で交差反応が起こります。そのため、**フェニトイン**で AHS が起きた場合に、**フェノバルビタール**、**カルバマゼピン**、**ラモトリギン**などに対しても交差反応が起こる場合があるため、投与には注意が必要です。一方、交差反応が知られていない抗てんかん薬は**レベチラセタム**や**バルプロ酸**となっています。もし、患者に**フェニトイン**など交差反応のある抗てんかん薬に対するアレルギーがある場合は、ほかの抗てんかん薬を投与する際にも注意しましょう。

引用・参考文献

1) 日本神経学会監修. てんかん診療ガイドライン 2018. 2018. https://www.neurology-jp.org/guidelinem/tenkan_2018.html（accessed 2019-09-24）
2) 日本神経学会監修. てんかん診療ガイドライン 2018 追補版 2022. https://www.neurology-jp.org/guidelinem/tenkan_tuiho_2018_ver2022.html（accessed 2023-08-01）
3) Treiman, DM. et al. A comparison of four treatments for generalized convulsive status epilepticus. Veterans Affairs Status Epilepticus Cooperative Study Group. N Engl J Med. 339（12）, 1998, 792-8.
4) Glauser, T. et al. Evidence-Based Guideline: Treatment of Convulsive Status Epilepticus in Children and Adults: Report of the Guideline Committee of the American Epilepsy Society. Epilepsy Curr. 16（1）, 2016, 48-61.
5) Prasad, M. et al. Anticonvulsant therapy for status epilepticus. Cochrane Database Syst Rev. 2014（9）, CD003723, 2014.
6) Bohan, KH. et al. Anticonvulsant hypersensitivity syndrome: implications for pharmaceutical care. Pharmacotherapy. 27（10）, 2007, 1425-39.

（前田幹広、宿谷光則）

昇圧薬
― 脊髄損傷で入院中の敗血症性ショック患者での選択

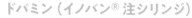

ノルアドレナリン（ノルアドリナリン® 注）

主な適応　急性低血圧、ショック
禁忌　ハロゲン含有吸入麻酔薬投与中、ほかのカテコールアミン製剤投与中の患者
用法・用量　2～4μg/min で持続静注。敗血症性ショックには、0.05 γ で開始[1]
注意点と特徴　強力な末梢 α_1 刺激作用により血管収縮作用を示す。わずかに β_1 刺激作用もあるため心拍出量の増加を示す。敗血症性ショックの第一選択薬である。血管外漏出により虚血性壊死のリスクがあるため、中心静脈からの投与が望ましい
主な副作用　腸管虚血、徐脈
薬価　1mg：94 円

ドパミン（イノバン® 注シリンジ）

主な適応　急性循環不全
禁忌　褐色細胞腫のある患者
用法・用量　1～5 γ を持続静脈、最大 20 γ まで増量可能。急性心不全には、0.5～5 γ で開始、0.5～20 γ で持続投与[2]
注意点と特徴　1～3 γ ではドパミン D_1 刺激による腎血流増加、3～10 γ では β_1 刺激による心拍出量増加、10～20 γ では α_1 刺激による血管収縮作用を強く示す。血管外漏出により虚血性壊死のリスクがあるため、中心静脈からの投与が望ましい
主な副作用　頻脈、不整脈、麻痺性イレウス
薬価　0.1%：559 円、0.3%：805 円、0.6%：1,499 円

バソプレシン（ピトレシン® 注）

主な適応　敗血症性ショック　※ノルアドレナリンの昇圧効果が十分でない場合
禁忌　冠動脈硬化症（心筋梗塞症、狭心症など）
用法・用量　敗血症性ショックには、最大 0.03 単位 /min[1]
注意点と特徴　V_1 受容体刺激作用により血管収縮・腸管蠕動促進作用、V_2 受容体刺激作用により抗利尿作用を示す。0.04 単位 /min を超えると臓器虚血などの有害事象が増加すると報告されており、低用量での使用が望ましい
主な副作用　腸管虚血、心筋虚血、高血圧、不整脈
薬価　20 単位：581 円

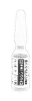

4 昇圧薬

アドレナリン (ボスミン® 注)

(主な適応) 急性低血圧、ショック時
(禁忌) 抗精神病薬、α遮断薬、イソプレナリンなどのカテコールアミン製剤、アドレナリン作動薬を投与中（緊急時には使用可能）の患者
(用法・用量) 蘇生などには1回0.25mgを超えない量を希釈しゆっくり静注、5〜15分間隔で反復投与可。心原性ショック、心停止には、0.1〜0.5γ[3]
(注意点と特徴) 末梢α_1刺激により血管収縮作用、心臓β_1刺激により心拍出量増大、β_2刺激により気管支拡張作用を示す。血管外漏出により虚血性壊死のリスクがあり中心静脈からの投与が望ましい
(主な副作用) 頻脈、不整脈
(薬価) 1mg：94円

 CASE

67歳男性。身長162cm、体重65kg

(現病歴) 2週間前に階段で転落し、脊髄損傷（C5／C6）で入院。軽度両下肢筋力低下、両上肢のしびれが持続している。本日看護師が、患者に意識変容があることを確認。橈骨動脈の触診不可であり、RRTに連絡（RRSが起動）

(既往歴) 高血圧

(アレルギー) 特記すべき事項なし

(入院前内服薬) アムロジピン錠5mg1回1錠、1日1回、朝食後

(RRS起動時バイタルサイン) GCS E3V2M5、呼吸数28回/min、心拍数101回/min、血圧82/53mmHg、体温38.3℃、SpO₂ 100%（酸素8L/min リザーバーマスク）乳酸リンゲル液を500mL投与したが、依然として血圧73/52mmHgのため、昇圧薬投与を開始

RRT：Rapid Response Team、RRS：Rapid Response System

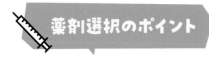

はじめに

　本症例は脊髄損傷患者であり、バイタルサインなどから敗血症性ショックとみられます。ここで、どの昇圧薬を選ぶかが治療のポイントとなってきます。

どの薬剤を選択する？

各薬剤の作用

ノルアドレナリン、ドパミン

ノルアドレナリンは、α受容体を刺激することにより血管収縮作用を示します。一方、ドパミンは投与量によって、D_1受容体刺激作用やβ_1受容体刺激作用による強心作用、α_1受容体刺激作用による血管収縮作用を示します。薬理学的に両剤は同様に血圧の上昇を示します。しかしながら、『Surviving sepsis campaign：international guidelines for management of sepsis and septic shock 2021』（SSCG2021）においては「成人の敗血症性ショックに対しては、ほかの血管作動薬よりもノルアドレナリンを第一選択薬として使用することを強く推奨する」と記載され、『日本版敗血症診療ガイドライン2020』においても「成人敗血症患者に対する血管収縮薬の第一選択として、ノルアドレナリンとドパミンのうち、ノルアドレナリンを投与することを弱く推奨する」としており、ドパミンではなくノルアドレナリンの使用を推奨しています[1, 4]。

大規模試験を含むメタ解析において、敗血症性ショックに対するドパミンの使用はノルアドレナリンを使用した場合と比較して、28日死亡率が有意に高くなったことが示されています[5]。さらに、ドパミンの使用はノルアドレナリンの使用と比較して、不整脈の副作用が有意に高かったことにも注目すべきです。そのため、ドパミンの使用で見かけの血圧が高くなったとしても、敗血症性ショックに対する昇圧薬の第一選択はノルアドレナリンとなります。血管外漏出による重篤な虚血性壊死を避けるために、ノルアドレナリンは、中心静脈ルートから投与することが推奨されています。ただ、中心静脈を確保できない状態で、ノルアドレナリンの投与が必要な場合もあると思いますが、実際に、末梢静脈からノルアドレナリン、ドパミン、フェニレフリンを49 ± 22時間投与したところ、血管外漏出が2%起こったという報告があります。末梢静脈で投与すれば高頻度で血管外漏出が起こるわけではありませんが、重篤な副作用が予測されるため、可能な限り早期に中心静脈への投与に切り替えることを検討すべきです[6]。

本症例では、敗血症性ショックのため、輸液で反応しないショックとしてノルアドレナリンを$0.05\,\mu g/kg/min$程度から投与開始することを提案します。

4 昇圧薬

高用量投与しても効かない場合

バソプレシン、アドレナリン

ノルアドレナリンを高用量使用しても平均動脈圧（mean arterial pressure；MAP）が保てない場合、**バソプレシン**の追加が考慮されます。**バソプレシン**は、V_1受容体を刺激することにより血管収縮作用を示し、V_2受容体を刺激することにより腎尿細管の水の透過性を亢進することで、尿量の低下や尿中浸透圧の上昇を示します。**バソプレシン**は強い血管収縮作用を示し、腸管虚血や心筋梗塞などの副作用の懸念があるため、可能な限り低用量の使用が望まれます。敗血症性ショックの初期では、内因性の**バソプレシン**は上昇しますが、24〜48時間の間で低下することが示されています[7]。そのため、相対的な**バソプレシン**の欠乏のために投与すると理論づけられています。大規模臨床試験である VASST（バセット）試験では、**ノルアドレナリンにバソプレシン** 0.03単位/min を追加で投与した場合に 28日死亡率の改善はみられませんでした[8]。

一方、**アドレナリン**は α_1 刺激作用による血管収縮作用に加えて、β_1 刺激作用による強心作用を有します。一つのランダム化比較試験（RCT）では、ショックに対して**アドレナリンとノルアドレナリン**を投与しましたが、2次エンドポイントである 28日死亡率や 90日死亡率には有意差がなかったという結果でした。しかしながら、**アドレナリン**は血糖上昇や乳酸上昇などの代謝性副作用が有意に多かったということが示されました[9]。SSCG2021 においては、**ノルアドレナリン**で MAP が目標値に達しない場合、**ノルアドレナリン**の投与量を増やす代わりに**バソプレシン**（最大 0.03単位/min）を追加することと、**ノルアドレナリンとバソプレシン**を投与しても MAP が低い場合は、**アドレナリン**を追加することが弱く推奨されています[4]。

したがって、**ノルアドレナリン**を高用量投与しても MAP ≧ 65mmHg を保てない場合には、昇圧薬としては**バソプレシン** 0.03単位/min の追加を検討します。

◎ 今回のチョイス

敗血症性ショックのため、中心静脈ルートからノルアドレナリンを 0.05μg/kg/min 程度から投与開始する。ノルアドレナリンで MAP が目標値に達しない場合、バソプレシンを 0.03単位/min で追加投与する。

サマリー

❦ 敗血症性ショック時は、昇圧薬のうちノルアドレナリンが第一選択薬として推奨される。

❦ ノルアドレナリンを高用量使用しても MAP が維持できない場合、低用量のバソプレシン追加が考慮される。

MINI COLUMN

敗血症とステロイド

敗血症性ショックの患者では、相対的副腎不全の状態になっているといわれており、理論的に糖質コルチコイドを補充することで、血行動態が安定するのではないかといわれてきました。SSCG2021 では、昇圧薬が継続的に必要な敗血症性ショックに対して、ヒドロコルチゾン200mg/day の投与を推奨しています[4]。2004 年のメタ解析では、敗血症や敗血症性ショック患者に対する糖質コルチコイドの使用は、28 日死亡率を減少させ有効性が示されました[10]。一方、近年オーストラリアで行われた ADRENAL（アドリーナル）試験では 90 日死亡率の改善は示されませんでした[11]。ステロイドの有効性は混沌としていますが、ADRENAL 試験でもショック離脱までの時間は有意に短縮しており、死亡率は改善しないまでもショックの早期離脱には有効かもしれません。

引用・参考文献

1) 日本版敗血症診療ガイドライン 2020 特別委員会. 日本版敗血症診療ガイドライン 2020. 日本集中治療医学会雑誌. 28（Suppl）, 2021, S1-411.
2) 日本循環器学会 / 日本心不全学会. 急性・慢性心不全診療ガイドライン（2017 年改訂版）. https://www.j-circ.or.jp/cms/wp-content/uploads/2017/06/JCS2017_tsutsui_h.pdf（accessed 2023-07-19）
3) Peberdy, MA. et al. Circulation. 123（6）, 2011, e237.
4) Evans, L. et al. Surviving Sepsis Campaign: International Guidelines for Management of Sepsis and Septic Shock: 2021. Crit Care Med. 49（11）, 2021, e1063-1143.
5) De Backer, D. et al. Dopamine versus norepinephrine in the treatment of septic shock: a meta-analysis. Crit Care Med. 40（3）, 2012, 725-30.
6) Cardenas-Garcia, J. et al. Safety of peripheral intravenous administration of vasoactive medication. J Hosp Med. 10（9）, 2015, 581-5.
7) Sharshar, T. et al. Circulating vasopressin levels in septic shock. Crit Care Med. 31（6）, 2003, 1752-8.
8) Russell, JA. et al. Vasopressin versus norepinephrine infusion in patients with septic shock. N Engl J Med. 358（9）, 2008, 877-87.
9) Myburgh, JA. et al. A comparison of epinephrine and norepinephrine in critically ill patients. Intensive Care Med. 34（12）, 2008, 2226-34.
10) Annane, D. et al. Corticosteroids for severe sepsis and septic shock: a systematic review and meta-analysis. BMJ. 329（7464）, 2004, 480.
11) Venkatesh, B. et al. Adjunctive Glucocorticoid Therapy in Patients with Septic Shock. N Engl J Med. 378（9）, 2018, 797-808.

（前田幹広、坂本華穂）

4 昇圧薬

輸液
― 腹腔内感染による敗血症性ショック患者での選択

救急・ICU で輸液を使用する主たる目的は、循環不全の改善となる。そこで、本稿では、循環不全の改善のために使用される細胞外液補充液である、生理食塩液、酢酸リンゲル液、アルブミン製剤の 3 剤について述べる 表1 。

表1 各輸液製剤と血漿の組成

	電解質 (mEq/L)				pH 緩衝剤 (mEq/L)
	Na$^+$	K$^+$	Ca^{2+}	Cl$^-$	
人体 (血漿)	140	5.0	2.2	100	
生理食塩液	154	—	—	154	
酢酸リンゲル液	130	4	3	109	酢酸：28
5% アルブミン*	151.2	—	—	136.1	

＊献血アルブミン 5%「JB」

生理食塩液

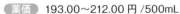

注意点と特徴 生理食塩液は Cl$^-$ 濃度が 154mEq/L と、血漿 Cl$^-$ 濃度（約 100mEq/L）より高いため、大量投与により高 Cl$^-$ 性アシドーシス、急性腎障害を起こす可能性がある[1, 2]。一方で、K$^+$ や Ca^{2+} などのほかの電解質を含まない

薬価 193.00～212.00 円 /500mL

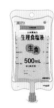

酢酸リンゲル液

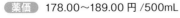

注意点と特徴
・肝不全など乳酸クリアランスが低下している症例でも、乳酸値上昇が起こらない（pH 緩衝剤として酢酸ナトリウムを使用しているため）
・短時間の大量投与（2～4L/h）で冠血管を拡張し、血圧低下を起こしうることが指摘されている[3]
・Ca^{2+} を含んでいるため、セフトリアキソンや輸血用血液製剤との配合変化に注意が必要になる

薬価 178.00～189.00 円 /500mL

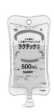

アルブミン製剤

注意点と特徴

- アルブミン製剤は、等張アルブミン製剤（5%：12.5g/250mL）と高張アルブミン製剤（20%：4g/20mL・10g/50mL、25%：12.5g/50mL）の 2 種類がある
- 血漿増加効果の持続時間が長いため、輸液過剰を回避できる可能性があり、大量輸液が必要となる敗血症性ショックの患者において、生理食塩液やリンゲル液などの晶質液と併用することで平均血圧（MAP）の目標値へ早期に到達でき、MAP を高く維持できることが示されている[4]
- ヒト由来の製剤であり、安全対策は講じられているが、ウイルス感染やプリオン病の危険性を 100%否定することはできない

薬価　5%：7,812.00 円 /500mL

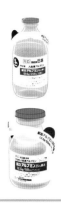

CASE

60 代女性。身長 155cm、体重 40kg

現病歴　うつ病で 2 カ月前〜先週まで入院歴あり。退院後から一週間ほど排便なく、搬送前日から下痢症状が出現、当日の朝から激しい下腹部痛の訴えがあり、家族が救急要請し搬送となった。救急外来到着時、足趾〜大腿部に網状皮斑がみられるなど、循環不全の状態であった。

既往歴　うつ病、高血圧

アレルギー　なし

入院前内服薬

ニフェジピン徐放錠 20mg 1 日 2 回、1 回 1 錠、朝・夕食後

エチゾラム錠 1mg 1 日 2 回、1 回 1 錠、朝・夕食後

ブロチゾラム錠 0.25mg 1 日 1 回、1 回 1 錠、就寝前

ミルタザピン錠 15mg 1 日 1 回、1 回 2 錠、就寝前

アリピプラゾール錠 3mg 1 日 1 回、1 回 4 錠、朝食後

スルピリド錠 50mg 1 日 1 回、1 回 1 錠、夕食後

バイタルサイン　GCS E3V4M5、呼吸数 28 回 /min、心拍数 107 回 /min (sinus)、血圧 76 / 12 mmHg（MAP 33 mmHg）、体温 38.4℃、SpO₂ 98 %（酸素 8 L/min リザーバーマスク）

血液ガス分析　pH 7.301、PaO₂ 178mmHg、PaCO₂ 27.9mmHg、HCO₃⁻ 17.2mEq/L、Lac 34mg/dL、Hb 12.3g/dL、Glu 217mg/dL

検査値　Alb 3.2g/dL、T-Bil 0.5mg/dL、Na 143mEq/L、K 4.1mEq/L、Cl 105mEq/L、Scr 1.9mg/dL

心エコー　LVDd 40 mm、LVDs 25 mm、IVC 5 mm・呼吸性変動 (+)、LVEF 68

%、壁運動 almost normal、弁の逆流（－）、弁膜症（－）

LVDd：拡張期左心室内径、LVDs：収縮期左心室内径、IVC：下大静脈径

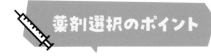
薬剤選択のポイント

はじめに

輸液投与による循環不全の改善 図1

　本症例のようなショック状態の患者への輸液投与の目的は、酸素供給量（oxygen delivery O_2；DO_2）と臓器灌流圧を増加させることにより、循環不全を改善することです。輸液投与により前負荷が増大すると、一回拍出量（stroke volume；SV）および心拍出量（cardiac output；CO）が増加します。その結果、酸素供給量と臓器灌流圧が増加します。

蘇生輸液の特徴

　輸液製剤は、晶質液と膠質液に大きく分けられます。晶質液は電解質を含み膠質を含まない輸液製剤で、特に蘇生輸液においては血漿成分に近い組成の電解質を含んだ生理

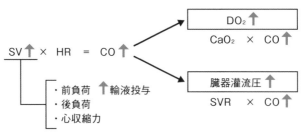

図1 輸液投与による循環不全の改善

HR：心拍数（heart rate）
CaO_2：動脈血酸素含有量（arterial oxygen content）
SVR：全身血管抵抗（systemic vascular resistance）

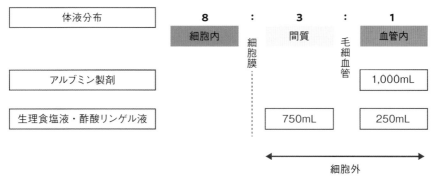

図2 体液分布と各輸液製剤を1L投与したときの体内分布

食塩液やリンゲル液のような細胞外液が用いられます。一方膠質液は、溶質の分子量が大きいことで膠質浸透圧が形成されるため、理論上血管内にとどまるとされている輸液製剤で、アルブミン製剤が該当します。体液分布と各輸液製剤を1L投与したときの体内分布を**図2**に示します。蘇生輸液における膠質液は晶質液と比較し、コストが高く、予後改善効果を認めないこと[5〜8]から、蘇生輸液の第一選択は晶質液となっています。

生理食塩液とリンゲル液

生理食塩液とリンゲル液の大きな違いは、生理食塩液の Cl^- 濃度が154mEq/Lと、血漿（約100mEq/L）と比較して著しく高いことです。Cl^- の過剰負荷は、高Cl性代謝性アシドーシスを起こす[1]とともに、腎臓の輸入細動脈を収縮させることで腎血流を低下させ、腎障害を起こす可能性が示唆されてきました[9]。そして、ICUにおける蘇生輸液として Cl^- を多く含む生理食塩液やアルブミン製剤の代わりに、乳酸リンゲル液などの balanced crystalloid を用いることで、血清クレアチニン（Cre）上昇や急性腎障害（acute kidney injury；AKI）の発症率が抑えられたと報告されました[10]。そこで、重症患者の蘇生輸液において balanced crystalloid と比較して、生理食塩液の臨床的な害（腎障害とそれに引き続く死亡）が大規模ランダム化比較試験（RCT）で検討されていくことになります。

大規模RCTの結果

SPLIT trial[11]、SMART trial[12]、BaSICS trial[13]、PLUS study[14] といった、ICU入室患者を対象としたRCTにおいて、生理食塩液群と balanced cystalloid 群で院内死亡率[11]や60日死亡率[12]、90日死亡率[13, 14]、AKIの発生率[11〜13]、ICU入室後7日間の最大Creおよび ICU入室中のCre増加幅[14]に統計学的な有意差はないという結果になりました。では、蘇生に使用する輸液はどちらでもよいのでしょうか。これらのRCTは、

ICU入室患者を対象としており、さまざまな疾患や病態の患者が含まれています。症例のような敗血症に限って考えてみると、SMART trial[12]の敗血症患者を対象としたサブグループ解析では、30日以内の死亡、新規RRT（Renal Replacement Therapy）導入、2倍以上のCre値上昇がある持続性の腎障害の複合アウトカムの発症率は、リンゲル液などのbalanced crystalloidのほうが有意に低かったという結果になりました。さらに、トータルの輸液量についても、多くなればなるほどbalanced crystalloidのほうが良好な結果となりました。また、SMART trial[12]の2次解析において、糖尿病性ケトアシドーシス（diabetic ketoacidosis；DKA）についても、balanced crystalloidのほうがDKAの改善までが早かったという結果になりました[15]。一方で、BaSICS trial[13]では、balanced crystalloid群において、外傷性脳損傷患者の90日後死亡率が増加したと報告されました。

アルブミン製剤の使いどころは？

アルブミン製剤の使いどころは「蘇生輸液時のvolume overloadの抑制」「肝硬変患者」です。大量輸液が必要となる敗血症性ショックの患者において、生理食塩液やリンゲル液などの晶質液と併用することでMAPの目標値へ早期に到達でき、MAPを高く維持できる[4]ため輸液投与量を減らすことができます。そのため、蘇生輸液投与中に輸液の反応性や必要性、忍容性について血糖乳酸値やCRT（毛細血管再充満時間）、輸液チャレンジやpassive leg raising（PLR）テスト、脈圧変動（pulse pressure variation；PPV）や一回拍出量変動（stroke volume variation；SVV）、終末呼気閉塞テストなどで評価し、総輸液投与量を抑えたい場合に使用を考慮します。また、肝硬変に伴う難治性腹水、肝腎症候群、特発性細菌性腹膜炎に対し、それぞれアルブミン製剤投与により予後を改善させることが示されています[16]。一方で、重症頭部外傷の患者ではアルブミン製剤の投与が予後を悪化させることが示されているため、使用は推奨されていません[17]。

配合変化のリスクやコスト

配合変化に関して、酢酸リンゲル液はCa^{2+}を含んでいるため、**セフトリアキソン**や輸血用血液製剤との配合変化に注意が必要となります。アルブミン製剤に関しては、「5％ブドウ糖液、生理食塩液などの中性に近い輸液・補液以外の他剤との混合注射を避けること」と添付文書に記載されています。コストに関しては、生理食塩液と酢酸リンゲル液ではそれほど差はありませんが、アルブミン製剤は非常に高くなります。

どの薬剤を選択する？

　今回の症例は、腹腔内感染による敗血症性ショックであり、心エコーの所見から循環血液量が著明に足りておらず大量に輸液が必要であることが考えられます。既往歴に肝硬変などの肝疾患がないこと、急性腎障害の状態であることなども考慮し、このケースでの蘇生輸液として、酢酸リンゲル液を選択します。

◎ **今回のチョイス**

酢酸リンゲル液を選択し、30mL/kg を 3 時間以内に投与する。

サマリー

⊘ 敗血症性ショックの蘇生輸液の第一選択は、リンゲル液。

⊘ 救急外来到着時など静脈経路の数が少ない場合など、配合変化の少ない生理食塩液を選択する。

⊘ 輸液療法中において、輸液の反応性や必要性、忍容性について血清乳酸値や CRT、輸液チャレンジや PLR テスト、PPV や SVV、終末呼気閉塞テストなどで評価し、総輸液投与量を抑えたい場合などは、必要に応じてアルブミン製剤の投与を検討する。

5
輸液

MINI COLUMN

リンゲル液の種類

国内で使用可能なリンゲル液には、乳酸リンゲル液、酢酸リンゲル液、重炭酸リンゲル液の 3 種類があります。リンゲル液は、血漿の濃度に近い K^+ と Ca^{2+} が含まれているとともに、生理食塩液に比べると Na^+ 濃度が低く設定されています。また緩衝剤として、乳酸、酢酸、重炭酸などを添加することで、Cl^- 濃度も低く、生理食塩液に比べると血漿に近く設定されており、balanced crystalloid と呼ばれています。また海外では、Plasma-Lyte と呼ばれる、緩衝剤として酢酸だけでなくグルコン酸を加え、ナトリウム濃度をより高くした最も血漿に近い製剤も

あります。

緩衝剤は、生体の pH を一定に保っておくために添加されています。生体において最も重要な緩衝剤は HCO_3^- であるため、本来であれば輸液製剤に直接添加することが理想です。しかし、輸液製剤に含まれる Ca^{2+} と反応して沈殿を起こすために、HCO_3^- を直接添加する輸液製剤を作製することが困難でした。そのため、生体で HCO_3^- に代謝される乳酸や酢酸を代わりに用いました。乳酸は主に肝臓で代謝されて HCO_3^- になるため、肝不全やショックにより肝血流量が低下している症例では乳酸が蓄積するおそれがあります。酢酸は、肝臓だけでなく腎臓や筋肉、心臓で代謝されるため、乳酸のクリアランスが低下している場合でも HCO_3^- へ代謝されます。そこで、輸液にクエン酸ナトリウムを加えることで緩衝剤である HCO_3^- が Ca^{2+} と沈殿を形成することを防ぎ、緩衝剤として添加することを可能にした重炭酸リンゲル液が開発されました。重炭酸リンゲル液のもう一つの特徴として、Mg^{2+} が添加されていることです。これは、侵襲による血中の Mg^{2+} 低下によって冠動脈痙攣や不整脈、神経筋症状が現れることが根拠となっています。

引用・参考文献

1) Krajewski, ML. et al. Meta-analysis of high- versus low-chloride content in perioperative and critical care fluid resuscitation. Br J Surg. 102 (1), 2015, 24-36.
2) Yunos, NM. et al. Chloride-liberal vs. chloride-restrictive intravenous fluid administration and acute kidney injury: an extended analysis. Intensive Care Med. 41 (2), 2015, 257-64.
3) Liang, CS. et al. Metabolic control of the circulation. Effects of acetate and pyruvate. J Clin Invest. 62 (5), 1978, 1029-38.
4) Caironi, P. et al. Albumin replacement in patients with severe sepsis or septic shock. N Engl J Med. 370 (15), 2014, 1412-21.
5) Finfer, S. et al. A comparison of albumin and saline for fluid resuscitation in the intensive care unit. N Engl J Med. 350 (22), 2004, 2247-56.
6) Brunkhorst, FM. et al. Intensive insulin therapy and pentastarch resuscitation in severe sepsis. N Engl J Med. 358 (2), 2008, 125-39.
7) Perner A, et al. Hydroxyethyl starch 130/0.42 versus Ringer's acetate in severe sepsis. N Engl J Med. 367 (2), 2012, 124-34.
8) Myburgh, JA. et al. Hydroxyethyl starch or saline for fluid resuscitation in intensive care. N Engl J Med. 367 (20), 2012, 1901-11.
9) Wilcox, CX. Regulation of renal blood flow by plasma chloride. J Clin Invest. 71 (3), 1983, 726-35.
10) Yunos NM, et al. Association between a chloride-liberal vs chloride-restrictive intravenous fluid administration strategy and kidney injury in critically ill adults. JAMA. 308 (15), 2012, 1566-72.
11) Young, P. et al. Effect of a buffered crystalloid solution vs saline on Acute Kidney Injury Among Patients in the Intensive Care Unit: The SPLIT Randomized Clinical Trial. JAMA. 314 (16), 2015, 1701-10.
12) Semler, MW. et al. Balanced Crystalloids versus Saline in Critically Ill Adults. N Engl J Med. 378 (9), 2018, 829-39.
13) Zampieri, FG. et al. Effect of Intravenous Fluid Treatment With a Balanced Solution vs 0.9% Saline Solution on Mortality in Critically Ill Patients: The BaSICS Randomized Clinical Trial. JAMA. 326 (9), 2021, 1-12.
14) Finfer S, et al. Balanced Multielectrolyte Solution versus Saline in Critically Ill Adults. N Engl J Med. 386 (9), 2022, 815-26.
15) Self, WH. et al. Clinical Effects of Balanced Crystalloids vs Saline in Adults With Diabetic Ketoacidosis: A Subgroup Analysis of Cluster Randomized Clinical Trials. JAMA Netw Open, 3 (11), 2020, e2024596.
16) 安村敏ほか. 科学的根拠に基づいたアルブミン製剤の使用ガイドライン (第2版). Japanese Journal of Transfusion and Cell Therapy. 64 (6), 2018, 700-17.
17) Myburgh, J. et al. SAFE Study Investigators. Saline or albumin for fluid resuscitation in patients with traumatic brain injury. N Engl J Med. 357 (9), 2007, 874-84.

（岩内大佑）

6 利尿薬
― 体液貯留のある急性心不全患者での選択

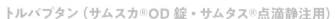

フロセミド（ラシックス®注）
主な適応 心性浮腫、腎性浮腫など
禁忌 無尿、肝性昏睡、ナトリウムやカリウムが明らかに減少している患者、スルフォンアミド誘導体に対する過敏症、デスモプレシン（ミニリンメルト®）（男性の夜間多尿による夜間頻尿）投与中の患者
用法・用量 1日1回20mg〜（適宜増減）、持続投与も可能[1]
注意点と特徴 ナトリウム利尿作用がある。本剤の投与によりナトリウムの再吸収が阻害され尿中へのナトリウム排泄が促進されるが、同時に遠位尿細管でのカリウム排泄量も増加するために低カリウム血症を誘発する[2]
主な副作用 低カリウム血症
薬価 20mg：62円、100mg：132円

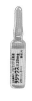

トルバプタン（サムスカ®OD錠・サムタス®点滴静注用）
主な適応 ループ利尿薬などのほかの利尿薬で効果不十分な心不全における体液貯留
禁忌
共通：成分や類似化合物に対する過敏症の既往歴のある患者、妊婦または妊娠の可能性がある女性、無尿、高ナトリウム血症の患者
サムスカ®：口渇を感じないまたは水分摂取困難な患者など
用法・用量
サムスカ®：1日1回7.5〜15mg
サムタス®：1日1回8〜16mgを1時間かけて点滴静注
注意点と特徴 水利尿作用がある。サムタス®の有効成分はトルバプタンリン酸エステルナトリウムで、生体内で加水分解されトルバプタンになる。ナトリウム排泄を増加させないためほかの利尿薬（ループ利尿薬など）と併用する
主な副作用 高ナトリウム血症、肝機能障害
薬価
サムスカ®7.5mg：1,019.70円、15mg：1,583.80円、30mg：2,505.10円
サムタス®8mg：1,160円、16mg：2,169円

カルペリチド（ハンプ®注射用）
主な適応 急性心不全
禁忌 重篤な低血圧や心原性ショックのある患者、右室梗塞患者、脱水症の患者
用法・用量 0.1μg/kg/min〜最大0.2μg/kg/minで持続投与。ただし、添付文書に準じた投与量では投与初期に血圧低下を生じることがあるので、低用量（0.025〜0.05μg/kg/min、場合により0.0125μg/kg/min〜）での開始が望ましい[1]
注意点と特徴 ナトリウム利尿作用を持つ血管拡張薬。ハンプ®は用時溶解して使用するが、生理食塩液で直接溶解すると配合変化により沈殿物を生成する[3]。注射用水5mLに溶解してから、生理食塩液や5%ブドウ糖注射液などで希釈する
主な副作用 血圧低下
薬価 1,000μg：1,424円

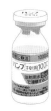

CASE

70 歳男性。身長 165cm、体重 70kg（平常時 65kg）

現病歴 2 年前に心筋梗塞を発症し入院。退院後は外来通院となっていたが、6 カ月前から通院を自己中断していた。2 カ月前から下腿浮腫が出現し、3 週間前から労作時に呼吸困難を自覚した。来院前日から安静時にも呼吸困難を自覚し、症状増悪傾向のため当院救急外来を受診した。低心機能（LVEF 25%）、下腿浮腫、胸水貯留、低酸素血症を認め、急性心不全の診断で入院となる。

既往歴 脂質異常症、心筋梗塞

入院前内服薬 自己中断によってなし

来院時バイタルサイン

意識清明、四肢は温かい。呼吸数 28 回 /min、脈拍 99 回 /min（整）、血圧 138/70mmHg、SpO_2 96%（酸素 8L/min）

入院時検査値 BNP 860pg/mL

LVEF：左室駆出率、BNP：脳性ナトリウム利尿ペプチド

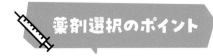 **薬剤選択のポイント**

はじめに

　急性心不全の初期対応の目的は、①救命とバイタルサインの安定化、②血行動態の改善と酸素化の維持、③呼吸困難などのうっ血症状の改善[1] ですが、利尿薬は「③うっ血（体液貯留）の改善」に最も有効な薬剤です。急性心不全の臨床病型分類の一つに Nohria-Stevenson 分類があります**図1**[4]。臨床症状から「wet か dry か（うっ血所見の有無）」「warm か cold か（低灌流所見の有無）」を評価します。利尿薬は wet な病態にアプローチしますが、特に wet-warm な病態が利尿薬の積極的な適応です。wet-cold な症例では、まず強心薬で低灌流所見を是正し（cold → warm）、その上でうっ血所見があれば利尿薬を使用します（wet → dry）。

　今回の心不全症例は、呼吸困難、下腿浮腫、体重が平常時 + 5kg と体液貯留の所見があり、一方で、意識清明で四肢冷感はなく、血圧も維持されています。よって wet-warm に該当し、利尿薬は良い適応です。

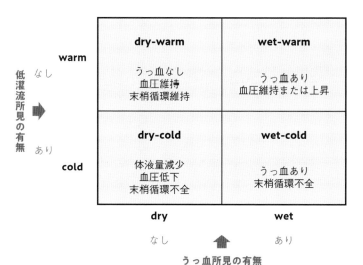

〈うっ血所見〉
・肺うっ血
・起坐呼吸、発作性夜間呼吸困難
・末梢浮腫
・頸静脈怒張
・腹水
・食思不振　　など

〈低灌流所見〉
・四肢冷感
・冷汗
・乏尿
・意識低下
・脈拍微弱　　など

図1 Nohria-Stevenson 分類と臨床所見（文献4より作成）

6
利尿薬

急性心不全に使われる利尿薬の特徴

フロセミド

　そもそも体液量は、体内のナトリウム（Na）量によって決定されます。体内の水分はナトリウムと一緒に移動するため、持続的なナトリウム負荷は体液過剰をもたらします。

　体内のナトリウムを排泄することで体液量を減らす作用を「ナトリウム利尿」と呼びますが、このナトリウム利尿作用を持つのが**フロセミド**です。**フロセミド**はループ利尿薬に分類され、腎尿細管ヘンレループの $Na^+ - K^+ - 2Cl^-$ 共輸送体を阻害し、ナトリウムを尿中（体外）へ排泄します[5] **図2**[6]。

　ループ利尿薬は、急性心不全における基本薬剤です。サイアザイド系利尿薬や抗アルドステロン薬もナトリウム利尿作用を持ちますが、急性期にはループ利尿薬が第一選択です。理由は、ループ利尿薬のナトリウム排泄効率にあります。**図3**のようにナトリウムの再吸収率は近位尿細管が最大で、集合管に向かうにつれて低下します[7]。尿細管上流に作用するループ利尿薬が、最も効率よくナトリウムを排泄します。

　フロセミドは注射薬と内服薬が存在しますが、急性期は注射薬を選択します。心不全に伴う腸管浮腫により内服薬の吸収率が低下する可能性があり、さらに**フロセミド**の経口バイオアベイラビリティ（生体利用率）は10〜100％[5]とばらつきが大きく、内服薬では効果が安定しません。また、効果発現は早い（注射薬で5〜10分[5]）ですが、効果

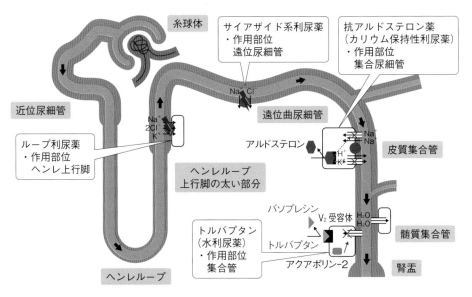

図2 **腎における利尿薬の作用点**（文献6より改変）

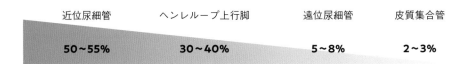

近位尿細管	ヘンレループ上行脚	遠位尿細管	皮質集合管
50～55%	30～40%	5～8%	2～3%

図3 **ナトリウム再吸収率**（文献7を参考に作成）

持続時間が短い（半減期1.5～3時間[5]）ため、単回投与では十分な効果が得にくく、複数回投与や持続投与が必要です[5, 8]。

フロセミドの代表的な副作用は電解質異常で、モニタリングは必須です。

トルバプタン

トルバプタンはバソプレシンV_2受容体拮抗薬で、腎集合管での**バソプレシン**による水再吸収を阻害し、水を選択的に尿中へ排泄します[6]。**トルバプタン**はナトリウム排泄を伴わない利尿であることから「水利尿」と呼ばれます。従来は内服薬（**サムスカ®**）のみでしたが、2022年には、消化管における吸収障害の影響を受けにくい注射薬（**サムタス®**）が発売され、剤形の選択肢が広がりました。

トルバプタンは、ほかの利尿薬で効果が不十分な低ナトリウム血症の症例が良い適応と考えられています[1]。前述の通り「ナトリウム利尿の**フロセミド**」が基本ですが、心

不全が進行するとバソプレシンが不適切に高値となり体内水分量が増加し、希釈性の低ナトリウム血症（ナトリウム量の増加以上に水分量が増加し、相対的に低ナトリウム血症になる）をきたすことがあります[5]。ここが**トルバプタン**の使いどころです。

　最も注意すべき副作用は高ナトリウム血症です。急激な水利尿から高ナトリウム血症をきたし、意識障害に至るケースが報告されています[9]。また急激なナトリウム上昇により、浸透圧性脱髄症候群をきたすおそれがあるため、入院中のモニタリング下で投与を開始するのが原則です[6]。高ナトリウム血症の発症を予防するため、投与開始時に飲水制限が解除（緩和）されているか、また水分出納バランスに応じて輸液量が調節されているかを確認しましょう。

カルペリチド

　カルペリチドは、ナトリウム利尿ペプチドを製剤化したものです。ナトリウム利尿ペプチドは体内に備わる心臓ホルモンで、心房性ナトリウム利尿ペプチド（ANP）、脳性ナトリウム利尿ペプチド（BNP）、C型ナトリウム利尿ペプチド（CNP）の3種類が存在します。ANPは心房の伸展刺激、BNPは主に心室の負荷により分泌が亢進します[1]。分泌されたANPとBNPは、血管拡張作用、ナトリウム利尿作用、心筋肥大抑制作用などを示します[1]。心保護的に働くこれらのホルモンを、薬として応用したのが**カルペリチド**（ヒト心房性ナトリウム利尿ペプチド）であり、心不全のモニタリングマーカーとして応用したのがBNPというわけです。

　ガイドライン上での位置づけは「ナトリウム利尿作用を持つ血管拡張薬」です。広く使用されていますが、現時点で予後改善などの有効性を結論づけるデータに乏しく、ガイドライン上でも投与が推奨される症例について明確な記載はありません。投与中は、血管拡張作用に伴う血圧低下に注意しましょう。

どの薬剤を選択する？

　本症例は、下腿浮腫、体重が平常時＋5kgとうっ血（体液貯留）所見がありました。一方で、意識清明で四肢冷感はなく、血圧も維持され、低灌流所見はありません。Nohria-Stevenson分類で「wet-warm」に該当することから、利尿薬が適応になります。フロセミド20mg/回を静脈投与（複数回投与）し、効果不十分で低ナトリウム血症があればトルバプタンを併用します。低血圧がなければカルペリチドの併用を考慮します。

サマリー

◇急性心不全の利尿薬は、全身的な体液過剰状態を是正するために投与される。

◇ループ利尿薬のフロセミドを基本薬剤として、バソプレシン V_2 受容体拮抗薬（トルバプタン）やカルペリチドの併用が考慮される。

◇利尿薬は、副作用として電解質異常や血圧低下をきたすことがある。したがって投与中は、尿量だけでなく、電解質や血圧の推移もあわせて観察する。

────(MINI COLUMN)────

フロセミドの隠れた副作用「聴覚毒性」

頻度は低いですが、ループ利尿薬の副作用に「聴覚毒性」があります（発症頻度 0.7％程度[10]）。ループ利尿薬が阻害する $Na^+ - K^+ - 2Cl^-$ 共輸送体は全身に広く分布しており、聴覚毒性は内耳の同輸送体が阻害されることで発症します[11]。ループ利尿薬のピーク濃度が高いほど発症しやすいと考えられているため[12]、1 日で大量に投与するときは持続投与（4mg/min以下[2, 12]）を選択するほうが無難です。また、ほかの聴覚毒性を持つ薬剤（アミノグリコシド系抗菌薬など）との併用も発症リスクとなります[7]。主な症状は「ピー」「キーン」など高周波音を伴う耳鳴や耳閉感[13]で、「電子アラーム音が聞き取りづらい」と表現されることもあります。発症した場合は投与中止が原則です。

引用・参考文献

1）日本循環器学会 / 日本心不全学会．急性・慢性心不全診療ガイドライン（2017年改訂版）．https://www.j-circ.or.jp/cms/wp-content/uploads/2017/06/JCS2017_tsutsui_h.pdf（accessed 2023-05-17）
2）日医工株式会社．ラシックス®注20mg．医薬品インタビューフォーム．2021年12月改訂（第10版）．https://www.nichiiko.co.jp/medicine/file/55650/interview/55650_interview.pdf（accessed 2023-05-17）
3）中村均ほか．輸液配合変化のリスク・マネジメント．外科と代謝・栄養．51（5），2017，235-45.
4）Nohria, A. et al. Clinical assessment identifies hemodynamic profiles that predict outcomes in patients admitted with heart failure. J Am Coll Cardiol. 41（10），2003, 1797-804.
5）Mullens, W. et al. The use of diuretics in heart failure with congestion - a position statement from the Heart Failure Association of the European Society of Cardiology. Eur J Heart Fail. 21（2），2019, 137-55.
6）大塚製薬株式会社．サムスカ®OD錠．医薬品インタビューフォーム．2022年9月改訂（第25版）．https://www.otsuka-elibrary.jp/pdf_viewer/index.html?f=/file/1096/sam_if.pdf#page=1（accessed 2023-05-17）
7）柴垣有吾．第2章 水代謝・ナトリウム代謝異常の診断と治療 4.利尿薬の使い方．より理解を深める！体液電解質異常と輸液．東京，中外医学社，2007, 28-33.
8）Ellison, DH. et al. Diuretic Treatment in Heart Failure. N Engl J Med. 377（20），2017, 1964-75.
9）Li, T. et al. Hypernatremia induced by low-dose Tolvaptan in a Patient with refractory heart failure: A case report. Medicine (Baltimore). 98（27），2019, e16229.
10）原晃．薬剤による難聴の臨床．日本医事新報．（4140），2003, 42-7.
11）Guo, J. et al. Protection of Hair Cells from Ototoxic Drug-Induced Hearing Loss. Adv Exp Med Biol. 1130, 2019, 17-36.
12）Asare K. Management of loop diuretic resistance in the intensive care unit. Am J Health Syst Pharm. 66（18），2009, 1635-40.
13）JK. Aronson. Meyler's Side Effects of Drugs: The International Encyclopedia of Adverse Drug Reactions and Interactions, 16th Edition. Amsterdam, Elsevier Science, 2016, 466-74.

＊各薬剤の添付文書参照

（大久保綾香）

6　利尿薬

抗不整脈薬
― 除細動抵抗性の心室細動患者での選択

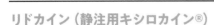
本稿で取り上げる薬剤

アミオダロン (アンカロン®注)

主な適応 致死的不整脈 (心室細動、心室頻拍)、心停止

用法・用量

〈致死的不整脈 (心室細動、心室頻拍)〉

初期急速投与:125 mg (2.5mL) を5%ブドウ糖液 100mL で希釈し、600mL/h で10分点滴静注

負荷投与:750mg (15mL) を5%ブドウ糖液 500mL で希釈し、33mL/h で6時間点滴静注

維持投与:17mL/h で点滴静注

〈心停止〉

初回 300mg (6mL) を5%ブドウ糖液 20mL に加え、静脈内へボーラス投与。心室性不整脈が持続する場合、150mg (3mL) を5%ブドウ糖液 10mL に加え、追加投与

注意点と特徴 溶解液は必ず5%ブドウ糖液。ポリ塩化ビニル (PVC) フリールートで投与

主な副作用 血圧低下、不整脈、甲状腺機能異常、間質性肺炎、肝機能障害

薬価 150mg:2,333 円

リドカイン (静注用キシロカイン®)

主な適応 心室頻拍、心停止

用法・用量

〈心室頻拍〉

初回:50～100mg (1～2mg/kg) を緩徐に静注 (1～2分かけて)。効果が認められない場合には、5分後に同量を投与

持続:1～2mg/min で持続静注。必要な場合には速度を上げてもよいが、4mg/min までにとどめる

〈心停止〉

初回:1～1.5mg/kg を静注。2回目以降 0.5～0.75mg/kg を2回まで追加投与

持続:蘇生後、1～4mg/min を持続静注。

注意点と特徴 製剤により濃度が異なるため注意が必要。また局所麻酔薬としてのリドカイン製剤もあり注意。リドカイン中毒が疑われる場合には脂肪乳剤の投与を考慮

主な副作用 痙攣、不整脈、徐脈

薬価 100mg:94 円

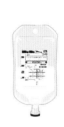

ランジオロール (オノアクト®点滴静注用)

主な適応 頻脈性不整脈

用法・用量

〈敗血症に伴う頻脈性不整脈〉

1～20 μg/kg/min で持続静注

注意点と特徴 循環動態監視のため心電図モニターを必ず装着

主な副作用 血圧低下、徐脈

薬価 50mg:3,920 円、150mg:10,522 円

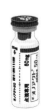

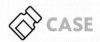 CASE

75 歳男性

既往歴 不明　アレルギー・内服歴 不明

現病歴 突然の胸痛を主訴に救急要請。救急隊到着時、心肺停止と判断され、胸骨圧迫開始。AED で電気ショックを 1 回施行され、胸骨圧迫を継続したまま当院へ搬送された。来院時、心肺停止状態、心電図波形は心室細動であった。来院後に再度電気ショックを施行、静脈路を確保しアドレナリン 1mg を静注した。2 分後の波形確認時に心室細動が継続していたため、再度電気ショックを施行した。

検査値 血液ガス分析、心エコーでは特記所見なし。

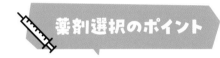

薬剤選択のポイント

はじめに

　抗不整脈薬の分類としては Vaughan Williams（ボーン　ウィリアムズ）分類が最も広く用いられています 表1。本稿では電気的除細動が効かない致死的不整脈について、日本蘇生協議会の『JRC 蘇生ガイドライン 2020』[1] と『2020 年改訂版 不整脈薬物治療ガイドライン』[2] に基づいて解説していきます。

どの薬剤を選択する？

　成人の難治性心室細動または無脈性心室頻拍患者に対してまず行う治療は、電気的除細動と心肺蘇生（CPR）です。2 回以上の除細動を行っても治まらない場合に、第一選択薬として**アミオダロン**の使用が推奨されています。これは**アミオダロン**において生存退院や神経学的転帰を改善するという根拠は乏しいですが、心拍再開（ROSC）率を改善するという報告[3] があるためです。よって本症例では**アミオダロン**を選択します。

　リドカインは**アミオダロン**と比較して生存入院は劣りますが、生存退院に差はありません[4]。よって**アミオダロン**がすぐに使用できない際には**リドカイン**が選択されます。

　また J-Land II 試験[5] などの研究で**アミオダロン**、**ニフェカラント**抵抗性の電気的ストーム（短期間に心室性不整脈を繰り返す）に対する**ランジオロール**の有効性が報告さ

表1 Vaughan Williams 分類による抗不整脈薬の分類

分類	作用	代表薬
Ⅰ群	Na⁺チャネル遮断	
ⅠA群	PR/QRS 幅中等度延長 APD 延長	キニジン、プロカインアミド、ジソピラミド、シベンゾリン、ピルメノール
ⅠB群	PR/QRS 幅不変 APD 短縮	リドカイン、メキシレチン、アプリンジン
ⅠC群	PR/QRS 幅高度延長 APD 不変	プロパフェノン、フレカイニド、ピルシカイニド
Ⅱ群	交感神経β受容体遮断	プロプラノロール、メトプロロール、ビソプロロール、カルベジロール、ナドロール、アテノロール、ランジオロール、エスモロールほか
Ⅲ群	APD 延長 （K⁺チャネル遮断）	アミオダロン、ソタロール、ニフェカラント
Ⅳ群	Ca²⁺チャネル遮断	ベラパミル、ベプリジル、ジルチアゼム

（日本循環器学会 / 日本不整脈心電学会. 2020 年改訂版 不整脈薬物治療ガイドライン. https://www.j-circ.or.jp/cms/wp-content/uploads/2020/01/JCS2020_Ono.pdf. 2023 年 7 月閲覧）

れています。ROSC 直後における予防的な抗不整脈薬として**ランジオロール**などの β 遮断薬が注目されています。これらをまとめると **図1** のチャートになります。

難治性心室細動・無脈性心室頻拍に使われる抗不整脈薬

最後に各薬剤の特徴を整理しておきましょう。

アミオダロン

アミオダロンは Vaughan Williams 分類のクラスⅢに属する抗不整脈薬であり、K⁺チャネル遮断作用のほかに、Na⁺チャネルや Ca²⁺チャネル遮断作用、交感神経抑制作用などを併せ持つマルチチャネル遮断薬です。**アミオダロン**は生物学的利用率が31～65％と低く、消化管であまり吸収されません。さらに脂溶性が高いため分布容積が106 L/kg と大きく、消失半減期も 19～53 日ととても長いです。このため臨床効果を早期に発現させるためには初期負荷投与を行う必要があります。また、**アミオダロン**は肝臓で代謝される薬剤であり腎機能による調節は不要です。心外性副作用が多いことも有名であり、主に甲状腺機能障害、間質性肺炎、肝機能異常、眼障害、皮膚炎などがあります。これらの副作用を回避するために**アミオダロン**は薬物血中濃度モニタリング（TDM）が可能で、目標血中濃度は 0.5～2.0ng/mL です。注意点として、**アミオダロン**は肝代謝酵素CYP3A4 で代謝されますが、代謝物のデスエチルアミオダロンもアミオダロンと

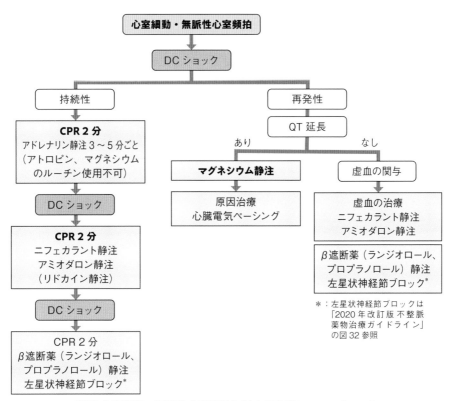

図1 心室細動・無脈性心室頻拍に対する治療のフローチャート

（日本循環器学会／日本不整脈心電学会. 2020年改訂版 不整脈薬物治療ガイドライン. https://www.j-circ.or.jp/ cms/wp-content/uploads/2020/01/JCS2020_Ono.pdf. 2023年7月閲覧）

同等の薬効があるといわれており、アミオダロンとデスエチルアミオダロンの総濃度で血中濃度を考慮する必要があります。投与時の注意点として、生理食塩水での溶解だと沈殿する可能性があるため溶解液は必ず5％ブドウ糖液とし、ポリ塩化ビニル（PVC）性の輸液セットに吸着するためPVCフリーのルートを用いましょう。また相互作用として**ワルファリン**の効果を増強するため、併用時は**ワルファリン**の減量を考慮しましょう。

リドカイン

リドカインは Vaughan Williams 分類のクラスⅠに属する抗不整脈薬であり、Na^+チャネル遮断薬です。Na^+チャネル遮断薬はさらに活動電位持続時間への影響により分類され、**リドカイン**はⅠB群（短縮型）に分類されます。**リドカイン**は抗不整脈作用としての製剤のほかに局所麻酔薬としての製剤、濃度が異なる製剤もあるため注意しましょう。また、**リドカイン**はリドカイン中毒（重度の低血圧や不整脈）を引き起こすことがあり、解毒方法として脂肪乳剤の大量投与を行うことがあります。

7
抗不整脈薬

ランジオロール

　ランジオロールは Vaughan Williams 分類のクラス II に属する抗不整脈薬であり、超短時間型 β 遮断薬です。効果発現が早いため用量調整が行いやすく、副作用に柔軟に対応できます。また効能・効果について販売当初は手術時の緊急処置のみでしたが、現在では心機能低下例における頻脈性不整脈、致死的不整脈（心室細動、心室頻拍）、敗血症に伴う頻脈性不整脈[6] など幅広い適応を有しています。投与時の注意点として血圧や心機能低下、心不全悪化の可能性があるため、心電図、血圧、心拍数がモニターできる環境で使用するようにしましょう。また、**ランジオロール**は 50mg と 150mg の規格があるため、調製時には濃度に注意しましょう。

◎ 今回のチョイス

心肺停止として、アミオダロン 300mg を急速静注する。

サマリー

◇ 除細動抵抗性の心室細動・無脈性心室頻拍に対する第一選択薬は、アミオダロン。

◇ アミオダロンがすぐに用意できなければリドカイン。

MINI COLUMN

アミオダロンとニフェカラント

本稿で紹介した**アミオダロン**と同じ Vaughan Williams 分類のクラス III に属する抗不整脈薬として、**ニフェカラント（シンビット®）**があります。**ニフェカラント**は日本で開発された薬であり、**アミオダロン**と異なり K^+ チャネル（Ikr）のみを阻害します。このため、Na^+ チャネル阻害作用がなく陰性変力作用（心機能の抑制）が少ないこと、また動物実験において除細動閾値を低下させたという報告[7] があります。副作用として QT 延長による torsade de pointes があり注意が必要です。日本国内のみで使用されており、AHA（米国心臓協会）ガイドライン 2020 には**ニフェカラント**の記載がありません。一方、『JRC 蘇生ガイドライン 2020』[1] と『2020 年改訂版 不整脈薬物治療ガイドライン』[2] ではアミオダロンの代替薬としてリドカインとともに推奨されています。今後、日本からのさらなるエビデンスに注目していきましょう。

引用・参考文献

1) 日本蘇生協議会監修. JRC 蘇生ガイドライン 2020. 東京, 医学書院, 2021, 532p.
2) 日本循環器学会 / 日本不整脈心電学会. 2020 年改訂版 不整脈薬物治療ガイドライン. https://www.j-circ.or.jp/cms/wp-content/uploads/2020/01/JCS2020_Ono.pdf（accessed 2023-07-19）
3) Kudenchuk, PJ. et al. Amiodarone for Resuscitation after Out-of-Hospital Cardiac Arrest Due to Ventricular Fibrillation. N Engl J Med. 341（12）, 1999, 871-8.
4) Kudenchuk, PJ. et al. Amiodarone, Lidocaine, or Placebo in Out-of-Hospital Cardiac Arrest. N Engl J Med. 374（18）, 2016, 1711-22.
5) Ikeda, T. et al. Efficacy and Safety of the Ultra-Short-Acting β 1-Selective Blocker Landiolol in Patients With Recurrent Hemodynamically Unstable Ventricular Tachyarrhymias - Outcomes of J-Land II Study. Circ J. 83（7）, 2019, 1456-62.
6) Kakihana, Y. et al. Efficacy and safety of landiolol, an ultra-short-acting β 1-selective antagonist, for treatment of sepsis-related tachyarrhythmia（J-Land 3S）: a multicentre, open-label, randomised controlled trial. Lancet Respir Med. 8（9）, 2020, 863-72.
7) Karlis, G. et al. Nifekalant Versus Amiodarone in the Treatment of Cardiac Arrest: an Experimental Study in a Swine Model of Prolonged Ventricular Fibrillation. Cardiovasc Drugs Ther. 29（5）, 2015, 425-31.

（今中翔一）

7 抗不整脈薬

8 カルシウム拮抗薬
― 虚血性心疾患既往のある心房細動患者での選択

 本稿で取り上げる薬剤

ニカルジピン (ペルジピン®注射液)

主な適応 高血圧性緊急症

禁忌 急性心不全において、高度な大動脈弁狭窄・僧帽弁狭窄、肥大型閉塞性心筋症、低血圧、心原性ショックの患者。病態不安定な急性心筋梗塞の患者

用法・用量 〈高血圧性緊急症〉0.5～6μg/kg/min を点滴静注

注意点と特徴
- 血管平滑筋の Ca チャネルに作用し、血管拡張作用を示す(ジヒドロピリジン系)
- 非ジヒドロピリジン系に比べ、心収縮力抑制作用(陰性変力作用)は少ない
- 主に CYP3A4 で代謝されるため相互作用に注意する
- 配合する輸液によっては pH が高いなどの原因で、本剤が析出することがあるため注意する
- 血管外漏出により炎症・硬結などを起こすことがあるので、末梢ルートから投与する場合は希釈して投与する(添付文書上では 5～10 倍へ希釈するよう記載あり)

主な副作用 低血圧、反射性頻脈、静脈炎

薬価 2mg：137 円、10mg：157 円、25mg：342 円

ジルチアゼム (ヘルベッサー®注射用)

主な適応 高血圧緊急症、上室性頻脈性不整脈 (250mg は適応外)、不安定狭心症

禁忌 重篤な低血圧、心原性ショック。2 度以上の房室ブロック、洞不全症候群の患者重篤なうっ血性心不全心筋症の患者

用法・用量 〈高血圧緊急症〉5～15μg/kg/min を点滴静注。〈上室性頻拍〉1 回 10mg を約 3 分間で緩徐に静注。〈不安定狭心症〉1～5μg/kg/min を点滴静注

注意点と特徴
- 血管平滑筋と心筋の Ca チャネルに作用し、血管拡張作用と心収縮力抑制作用を示す(非ジヒドロピリジン系)
- 陰性変力作用はベラパミルに比べて少ない
- CYP3A4 阻害作用を持つため、多くの薬物と相互作用を示す

主な副作用 徐脈性不整脈、血圧低下

薬価 10mg：243 円、50mg：675 円、250mg：2,185 円

ベラパミル (ワソラン®静注)

主な適応 頻脈性不整脈

禁忌 重篤な低血圧、心原性ショックの患者。高度洞房ブロック、房室ブロックの患者重篤なうっ血性心不全・心筋症の患者。急性心筋梗塞の患者

用法・用量 成人：1 回 5mg を 5 分以上かけて静注

注意点と特徴
- 血管平滑筋と心筋の Ca チャネルに作用し、血管拡張作用と心収縮力抑制作用を示す(非ジヒドロピリジン系)。
- CYP3A4 と P 糖タンパク質阻害作用を持つため、多くの薬物と相互作用を示す。

主な副作用 徐脈性不整脈、心不全、血圧低下

薬価 5mg：226 円

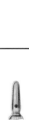

CASE

78 歳女性。身長 152cm、体重 50kg

（現病歴） 昨日から発熱しており、ぐったりしてふらつきがあった。朝になって体がまったく動かなくなったため、救急要請。

（既往歴） 胃がん（胃全摘）、重症三枝病変（CABG〔冠動脈バイパス術〕後、PCI〔経皮的冠動脈形成術〕複数回）、心房細動

（アレルギー） 特記すべき事項なし

（入院前内服薬）

シタグリプチン（グラクティブ®）錠 50mg 1 回 1 錠、1 日 1 回、朝食後

ニコランジル錠 5mg 1 回 2 錠、1 日 2 回、朝夕食後

トルバプタン（サムスカ®）OD 錠 7.5mg 1 回 1 錠、1 日 1 回、朝食後

ビソプロロール（メインテート®）錠 5mg 1 回 1 錠、1 日 1 回、朝食後

ダビガトラン（プラザキサ®）カプセル 110mg 1 回 1 カプセル、1 日 2 回、朝夕食後

（来院時バイタルサイン）

GCS E4V4M6、呼吸数 20 回 /min、心拍数 110 回 /min、血圧 124/40mmHg、体温 38.1℃、SpO₂ 100%（酸素 10L/min）

（経過） 誤嚥性肺炎で入院し、入院中心房細動による心拍数 125 回 /min の頻脈が起きた。血圧は 125/75mmHg と保たれている

（検査値） LVEF 55%（Simpson 法）

LVEF：左室駆出率

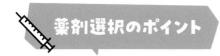 **薬剤選択のポイント**

はじめに

カルシウム拮抗薬の分類

　カルシウム拮抗薬は、化学構造式の違いから**ニカルジピン**や**アムロジピン**などのジヒドロピリジン（DHP）系と、**ジルチアゼム**や**ベラパミル**などの非ジヒドロピリジン（non-DHP）系に分類されます **図1**。ジヒドロピリジン系は、血管平滑筋のカルシウムチャネルに選択的に作用するのに対して、非ジヒドロピリジン系は心筋のカルシウムチ

8 カルシウム拮抗薬

```
                    ┌─────────────────┐
                    │ カルシウム拮抗薬  │
                    └─────────────────┘
                      │               │
         ┌────────────────────────┐    ┌────────────────────────────┐
         │ ジヒドロピリジン（DHP）系 │    │ 非ジヒドロピリジン（non-DHP）系 │
         └────────────────────────┘    └────────────────────────────┘
```
…血管平滑筋のカルシウムチャネル　　　　　…心筋のカルシウムチャネル
　に選択的に作用　　　　　　　　　　　　　　に選択的に作用
ニカルジピン　アムロジピン　　　　　　　　ジルチアゼム　ベラパミル
ニフェジピン　など

図1 カルシウム拮抗薬の分類

ャネルに選択的に作用します。そのため、両者では使い方や注意点が大きく異なります。

心房細動の心拍数調節のための薬物療法

　本症例は発熱していますが、これは、感染症や脱水などによる心房細動の悪化が原因として考えられます。そのため、この原因を治療しながら、対症療法の心拍数調節を行っていきます。日本循環器学会 / 日本不整脈心電学会による『2020 年改訂版 不整脈薬物治療ガイドライン』では、心房細動における心拍数調節の薬物治療の選択肢として β 遮断薬、non-DHP 系カルシウム拮抗薬、**アミオダロン**などが挙げられています[1]。

どの薬剤を選択する？

　本症例ではすでに経口投与の**ビソプロロール（メインテート®）**が最大量投与されていますが、本来であれば静注 β 遮断薬の**ランジオロール**への変更も選択肢に入れます。今回はカルシウム拮抗薬がテーマですので、**ランジオロール**の選択肢は外します。**アミオダロン**に関しては、前述したガイドラインで「心機能が低下した頻脈性心房細動に対する急性期の静注薬を用いての心拍数調節」として推奨されているため[1]、心機能が低下していない本症例では第一選択とはなりません。

ニカルジピン

　冒頭で挙げた 3 剤のカルシウム拮抗薬の中で、**ニカルジピン**は DHP 系に分類されており、血管平滑筋に作用するため血圧を低下させる作用は強いですが心拍数を下げる効果はほとんどありません。逆に血管拡張作用による反跳性頻脈が起きる可能性があるため、本症例では適していません。

ジルチアゼムとベラパミル

　『2020年改訂版 不整脈薬物治療ガイドライン』にあるように、心房細動による心拍数調節では、**ジルチアゼム**や**ベラパミル**などの non-DHP 系カルシウム拮抗薬が推奨されます[1]。ただし、注意すべきは**ジルチアゼム**や**ベラパミル**は陰性変力作用があるため、心収縮力抑制作用がある点です。そのため、左室駆出率（LVEF）が40%未満と低い心不全である HFrEF（heart failure with reduced ejection fraction）に対しては、両剤とも添付文書上の禁忌にあたります。本症例では、虚血性心疾患の既往歴はあるものの LVEF が55%と保たれているため、**ジルチアゼム**や**ベラパミル**が心拍数調節の選択肢になりえます。

　とはいえ**ジルチアゼム**と**ベラパミル**では、**ベラパミル**のほうが陰性変力作用が強く心抑制作用が強いため、心疾患の既往がある場合にはより注意を要します。本症例は LVEF が保たれているため、どちらも投与禁忌には該当しないものの、虚血性心疾患が既往歴にあり、すでに**ビソプロロール（メインテート®）**を最大量服用していることを考慮すると、心抑制作用の少ない**ジルチアゼム**を推奨します。

　また**ベラパミル**は、日本の添付文書では持続静注投与に関しての記載はなく、一過性の頻脈に対してボーラス投与することが多くなります。このことから長時間の心拍数調節に対しては、持続静注を行うことが推奨されている**ジルチアゼム**が用いられます。

　そのため本症例において、冒頭で示した3剤の中では**ジルチアゼム**を選択し、持続静注で開始することを推奨します。

◎ 今回のチョイス

non-DHP 系カルシウム拮抗薬であり、かつ心抑制作用の少ないジルチアゼムを、5mg/h 持続静注で開始する。

8 カルシウム拮抗薬

サマリー

◇ カルシウム拮抗薬は、DHP 系と non-DHP 系に分類される。

◇ non-DHP 系カルシウム拮抗薬は重篤な心不全患者に禁忌であるため、心機能の低下した患者では注意を要する。

MINI COLUMN

カルシウム拮抗薬と相互作用

non-DHP 系カルシウム拮抗薬である**ジルチアゼム**と**ベラパミル**は、CYP3A4 の阻害作用があるため、多くの薬剤と相互作用があることが知られています。救急領域で使用する薬剤の中では、**シンバスタチン（リポバス®）**や**アトルバスタチン（リピトール®）**などを併用した場合にスタチン系薬剤の血中濃度を上昇させるため、横紋筋融解症などの副作用のリスクを上げる可能性があります。ただし、静注薬を一時的に使用することは、臨床的に寄与しない可能性がありますので、内服薬へ移行するなど長期的に使用する場合にはさらなる注意が必要です。

ベラパミルは、**ダビガトラン**の血中濃度を上げることが知られており、併用する場合は 1 回 150mg 1 日 2 回を、1 回 110mg 1 日 2 回に減量することを検討するよう、添付文書に記載されています。このように一つ一つの相互作用をすべて覚えることは困難なため、**ジルチアゼム**や**ベラパミル**が投与開始となった際には病棟薬剤師に確認するとよいでしょう。

引用・参考文献
1）日本循環器学会 / 日本不整脈心電学会合同ガイドライン. 2020 年改訂版 不整脈薬物治療ガイドライン. https://www.j-circ.or.jp/cms/wp-content/uploads/2020/01/JCS2020_Ono.pdf（accessed 2023-07-19）

（前田幹広、坂本華穂）

β遮断薬
― 喘息既往のある心筋梗塞患者での選択

9

本稿で取り上げる薬剤

ビソプロロール（メインテート®錠）

`主な適応` 慢性心不全、頻脈性心房細動

`禁忌` 高度徐脈（重度の洞性徐脈、Ⅱ・Ⅲ度房室ブロック、洞房ブロック）、糖尿病性ケトアシドーシス、代謝性アシドーシスのある患者、心原性ショックのある患者など

`用法・用量`

〈慢性心不全〉1日1回 0.625mg 経口投与から開始、最大 5mg/day まで

〈頻脈性心房細動〉1日1回 2.5mg 経口投与から開始、最大 5mg/day まで

`注意点と特徴`

・本剤は、選択的アドレナリンβ_1受容体遮断薬である

・慢性心不全に適応がある

・頻脈、血圧上昇など離脱症状が出現する可能性があるため、突然の中止は避ける

・血圧・心拍数など忍容性を確認して漸増する

`主な副作用` 徐脈性不整脈、低血圧、気管支痙攣、高血糖

`薬価` 0.625mg：13.20 円、2.5mg：18.30 円、5mg：22.40 円

カルベジロール（アーチスト®錠）

`主な適応` 慢性心不全、頻脈性心房細動

`禁忌` 気管支喘息、気管支痙攣のおそれのある患者。高度の徐脈（重度の洞性徐脈、洞不全症候群、Ⅱ・Ⅲ度房室ブロック）。心原性ショックの患者。糖尿病性ケトアシドーシス、代謝性アシドーシスのある患者など

`用法・用量`

〈慢性心不全〉1.25mg/ 回を1日2回 食後経口投与から漸増

〈頻脈性心房細動〉5mg/ 回を1日1回経口投与から開始し、最大 20mg を1日1回まで

`注意点と特徴`

・本剤は、非選択的アドレナリン$\alpha\beta$受容体遮断薬である

・慢性心不全に適応がある

・非選択的β受容体遮断作用があるため、喘息に禁忌

・α受容体遮断作用を有するため、血圧降下作用がビソプロロールより強いといわれている

・血圧・心拍数など忍容性を確認して漸増する

・頻脈・血圧上昇などの離脱症状があるため、突然の中止は避ける

`主な副作用` 徐脈性不整脈、低血圧、気管支痙攣、高血糖

`薬価` 1.25mg：10.10 円、2.5mg：14.80 円、10mg：22.60 円、20mg：42.50 円

プロプラノロール（インデラル®錠）

(主な適応) 頻拍性心房細動

(禁忌) 気管支喘息、気管支痙攣のおそれのある患者。高度の徐脈（重度の洞性徐脈、洞不全症候群、Ⅱ・Ⅲ度房室ブロック）。心原性ショックの患者。糖尿病性ケトアシドーシス、代謝性アシドーシスのある患者など

(用法・用量) 10mg/回を1日3回経口投与

(注意点と特徴)

・本剤は、非選択的アドレナリンβ受容体遮断薬である

・非選択的β遮断作用があるため、喘息に禁忌

・頻脈、血圧上昇など離脱症状が出現する可能性があるため、突然の中止は避ける

・血圧・心拍数など忍容性を確認して漸増する

(主な副作用) 徐脈性不整脈、低血圧、気管支痙攣、血糖値低下

(薬価) 10mg：10.10円

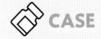 **CASE**

65歳男性。身長168cm、体重76kg

(現病歴) 入院2日前より咳が続いていた。咳き込むたびに胸と背中に痛みを感じていた。入院1日前には咳が治まったが、同様の疼痛は持続した。疼痛が徐々に増悪したため、緊急受診。緊急CAG（冠動脈造影検査）を行い、LCX # 13 100%閉塞を認めたため、PCI（経皮的冠動脈形成術）を行った。

(既往歴) 喘息、慢性腎不全、高血圧

(アレルギー) 特記すべき事項なし

(入院前内服薬)

ニフェジピン（アダラート®）CR錠20mg 1日2回、1回2錠、朝夕食後

ロサルタン（ロサルタンK）錠50mg 1日1回、1回1錠、朝食後

ビランテロール・フルチカゾンフラン（レルベア100エリプタ）1日1回、1回1吸入

プロカテロール（メプチンエアー®10μg吸入100回）喘息発作時

(検査値) SCr 1.4mg/dL、BUN 19.9g/dL、LVEF 40%

LCX：左回旋枝、SCr：血清クレアチニン、BUN：尿素窒素、LVEF：左室駆出率

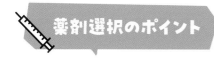

はじめに

　日本循環器学会の『急性冠症候群ガイドライン（2018年改訂版）』では、二次予防における β 遮断薬投与に関してエビデンス A で「心不全徴候を有する、または LVEF40% 以下の患者に対して、β 遮断薬を長期経口投与する」、かつエビデンス B で「心不全を基礎病態として有する患者に対して β 遮断薬を初回から高用量投与すべきではない」と推奨しています[1]。心筋梗塞後の β 遮断薬の有用性は、主に①虚血イベントの予防、②致死性不整脈の予防、③心不全の予防で示されています。そのため今回の症例においても、β 遮断薬の開始が検討されます。

どの薬剤を選択する？

心不全に適応のあるβ遮断薬か？

ビソプロロール、カルベジロール、プロプラノロール

　今回の症例において β 遮断薬を導入する際に最も気をつけなければいけないことは、β 遮断薬導入の目的です。β 遮断薬は従来高血圧に対して適応を持ち、心不全に対しての使用は禁忌でした。しかしながら、大規模臨床試験で心臓のリモデリングを抑制したり改善したりすることで、心不全の長期予後を改善するという結果が示され、日本でも2002 年に**カルベジロール**、2011 年に**ビソプロロール**において心不全に対する適応が追加されました[2,3]。ただし、すべての β 遮断薬が同様に心不全に対する予後の改善を示しているわけではなく、日本で心不全に適応のある β 遮断薬以外を推奨することはできません[4]。この時点で、今回の症例では、**プロプラノロール**の使用は選択肢から外れます。ちなみに米国では、MERIT-HF 試験により**メトプロロール**徐放錠の心不全に対する有効性が示されましたが、日本の**メトプロロール**はメトプロロール酒石酸塩（metoprolol tartrate）、米国の徐放錠はコハク酸メトプロロール（metoprolol succinate）と塩が異なり、酒石酸塩に関しては有効性が示されていないことに留意すべきです[5]。

9
β 遮断薬

選択的 β_1 遮断薬と非選択的 β 遮断薬

ビソプロロール、カルベジロール、プロプラノロール

　交感神経の受容体である β 受容体は、主に心筋に存在する β_1 受容体、気管支や末梢血管などに存在する β_2 受容体、膀胱の排尿筋などに存在する β_3 受容体に分類されます[6]。β 遮断薬には、**ビソプロロール**などの β_1 受容体に特異的に作用する選択的 β_1 遮断薬と、**カルベジロールやプロプラノロール**などの $\beta_{1\sim3}$ に非特異的に作用する非選択的 β 遮断薬に大別されます。また、**カルベジロール**は、血管平滑筋に存在する α_1 遮断作用も持ち合わせており、$\alpha\beta$ 遮断薬といわれます。

　今回の症例で問題となるのは、患者が既往歴に喘息を持っていることです。β_2 遮断作用は気管支収縮を起こし、喘息発作を誘発するリスクを持ちます。実際、喘息の既往歴がある患者に使用した場合、非選択的 β 遮断薬のほうが選択的 β_1 遮断薬より 1 秒量（FEV$_1$）が低下しやすいというデータがあります[7]。そのため今回の症例では、β_2 遮断作用を持つ**カルベジロール**と**プロプラノロール**は避けるべきです。

肝代謝と腎排泄

ビソプロロール、カルベジロール、プロプラノロール

　最後に、今回挙げた β 遮断薬 3 剤を脂溶性が高い順に並べると、**プロプラノロール＞カルベジロール＞ビソプロロール**となります[8]。一般的に、脂溶性が高い薬剤は肝代謝、水溶性が高い（脂溶性が低い）薬剤は腎排泄です。実際、**プロプラノロール、カルベジロール**は主に肝代謝、**ビソプロロール**は主に腎排泄です。

　ここまでの議論で、今回の症例では**ビソプロロール**が選択肢となりますが、この患者は慢性腎不全の既往があるため、**ビソプロロール**の蓄積による徐脈や房室ブロックなどの副作用に、より一層注意する必要があります。

> ◎ 今回のチョイス
>
> ビソプロロールを、心不全の長期予後改善目的に低用量（0.625mg/day）から開始し、徐脈などの副作用が出ないことを確認しながら、徐々に増量を検討していく。

サマリー

⚕️ 今回の症例では、心筋梗塞患者に対して心不全の二次予防の目的でβ遮断薬の導入について検討を行った。

⚕️ β遮断薬の中でも心不全の適応をもつ薬剤は限られており、その中から腎機能や既往歴などの患者背景を考慮した薬剤の選択を行う必要がある。

⚕️ 今回の症例では喘息の既往があり、喘息に対して禁忌であるカルベジロールは選択肢からはずれ、ビソプロロールの選択となった。

MINI COLUMN

β遮断薬による代謝性副作用

β遮断薬は、心拍数や血圧など血行動態に対する作用が注目されがちですが、長期的に服用した場合、高血糖や脂質異常症を引き起こすことも知られています[8]。メタ解析では、糖尿病発症率がほかの降圧薬と比較して多いと示されています[9]。β遮断薬の中では、**カルベジロール**はリスクが少ないとされており、**メトプロロール**と**カルベジロール**では**メトプロロール**のほうが代謝性副作用に対する影響が大きいことも知られています[10]。『高血圧治療ガイドライン2019』では積極的適応がない場合の高血圧では、第一選択から外されていることもあり、長期的な服用も考慮しながらβ遮断薬の導入を検討すべきです[11]。

9 β遮断薬

引用・参考文献
1) 日本循環器学会ほか. 急性冠症候群ガイドライン（2018年改訂版）. https://www.j-circ.or.jp/cms/wp-content/uploads/2018/11/JCS2018_kimura.pdf（accessed 2023-05-01）
2) アーチスト. 医薬品インタビューフォーム. 2023年7月改訂（第18版）. https://www.medicalcommunity.jp/filedsp/products$druginfo$artist$if/field_file_pdf（accessed 2023-07-24）
3) メインテート. 医薬品インタビューフォーム. 2013年9月改訂（第12版）. https://medical.mt-pharma.co.jp/di/file/if/f_mnt_a.pdf（accessed 2023-07-24）
4) Beta-Blocker Evaluation of Survival Trial Investigators. et al. A trial of the beta-blocker bucindolol in patients with advanced chronic heart failure. N Engl J Med. 344 (22), 2001, 1659-67.
5) MERIT-HF Study Group. Effect of metoprolol CR/XL in chronic heart failure: Metoprolol CR/XL Randomised Intervention Trial in Congestive Heart Failure (MERIT- HF). Lancet. 353 (9169), 1999, 2001-7.
6) Laurence Brunton ほか編. グッドマン・ギルマン薬理書〈上〉：薬物治療の基礎と臨床. 第12版, 東京, 廣川書店, 2013, 1480p.
7) Morales, DR. et al. Adverse respiratory effect of acute β -blocker exposure in asthma: a systematic review and meta-analysis of randomized controlled trials. Chest. 145 (4), 2014, 779-86.
8) Ripley, TL. et al. β -blockers: a review of their pharma cological and physiological diversity in hypertension. Ann Pharmacother. 48 (6), 2014, 723-33.
9) Bangalore, S. et al. A meta-analysis of 94,492 patients with hypertension treated with beta blockers to determine the risk of new-onset diabetes mellitus. Am J Cardiol. 100 (8), 2007, 1254-62.
10) Bakris, GL. et al. Metabolic effects of carvedilol vs metoprolol in patients with type 2 diabetes mellitus and hypertension: a randomized controlled trial. JAMA. 292 (18), 2004, 2227-36.
11) 日本高血圧学会. 高血圧治療ガイドライン2019. 日本高血圧学会高血圧治療ガイドライン作成委員会編. https://www.jpnsh.jp/data/jsh2019/JSH2019_hp.pdf（accessed 2023-05-01）

（前田幹広、宿谷光則）

10 経口抗凝固薬
— 腎機能障害のある、フェニトイン服用中の
　心房細動患者での選択

 本稿で取り上げる薬剤

ワルファリン（ワーファリン錠）

主な適応 血栓塞栓症

禁忌 出血している患者、出血する可能性のある患者、妊婦または妊娠している可能性のある女性など

用法・用量 プロトロンビン時間 - 国際標準比（PT-INR）に基づき投与量を決定する。初回投与量は 1〜5mg 1 日 1 回（成人）

注意点と特徴
・本剤は、ビタミン K 依存性血液凝固因子の生合成を阻害する
・PT-INR による薬効のモニタリング、投与量の調整が可能である
・ビタミン K により作用が減弱する
・薬剤間相互作用が多数ある
・拮抗薬：ケイツー®、ケイセントラ®

主な副作用 出血

薬価 0.5mg：9.80 円、1mg：9.80 円、2mg：9.80 円、5mg：10.10 円

ダビガトラン（プラザキサ®カプセル）

主な適応 非弁膜症性心房細動患者における虚血性脳卒中および全身性塞栓症の発症抑制

禁忌
・透析を含む高度腎機能障害（Ccr 30mL/min 未満）の患者
・出血症状、出血性素因、止血障害のある患者
・臨床的に問題となる出血リスクのある器質的病変のある患者
・脊椎・硬膜外カテーテル留置中および抜去後 1 時間以内の患者
など

用法・用量 150mg/ 回を 1 日 2 回。腎機能障害患者では、110mg/ 回、1 日 2 回に減量

注意点と特徴
・本剤は、直接トロンビン阻害薬である
・ワルファリンと異なり明確な効果の指標がない
・併用薬や腎機能で投与量を調整する必要がある
・吸湿性が高く脱カプセルができない
・拮抗薬：プリズバインド®

主な副作用 出血、胃腸障害

薬価 75mg：134.50 円、110mg：237.00 円

アピキサバン（エリキュース®錠）

主な適応
①非弁膜症性心房細動における虚血性脳卒中および全身性塞栓症の発症抑制
②静脈血栓塞栓症の治療および再発抑制

禁忌
共通：・臨床的に問題となる出血症状のある患者
　　　・血液凝固異常および臨床的に重要な出血リスクを有する肝疾患患者
①：腎不全（Ccr 15mL/min 未満）の患者
②：重度の腎障害（Ccr 30mL/min 未満）の患者

用法・用量
①：5mg/ 回、1 日 2 回
②：10mg/ 回、1 日 2 回を 7 日間投与後、5mg/ 回、1 日 2 回へ減量

注意点と特徴
・本剤は、第Ⅹa 因子阻害薬である
・ワルファリンと異なり明確な効果の指標がない
・腎機能・年齢・体重で投与量を調整する必要がある
・拮抗薬：オンデキサ®

主な副作用　出血

薬価　2.5mg：121.10 円、5mg：219.20 円

10
経口抗凝固薬

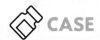 **CASE**

76 歳男性。身長 162cm、体重 65kg

現病歴　入院前 38℃の発熱と咳嗽があり、その後全身の力が入らなくなった。家族が自家用車で連れてきたところ、ショックバイタルのため ICU に入院となった

入院後の経過　肺炎による敗血症性ショックの加療。既往に心房細動（af）はなかったが、来院時 af リズムであり、ヘパリンの持続静注を開始した。ショックから離脱し、安定したためヘパリンから経口抗凝固薬に変更しようと考えている

既往歴　糖尿病、高血圧、脳梗塞、心筋梗塞（経皮的冠動脈形成術〔PCI〕後）、症候性てんかん、慢性腎不全

アレルギー　特記すべき事項なし

入院前内服薬

アスピリン（バイアスピリン®）錠 100mg 1 回 1 錠、1 日 1 回、朝食後

テネリグリプチン（テネリア®）錠 20mg 1 回 1 錠、1 日 1 回、朝食後

ニフェジピン（アダラート CR®）錠 20mg 1 回 1 錠、1 日 1 回、朝食後

フェニトイン（アレビアチン®）錠 100mg 1 回 1 錠、1 日 3 回、毎食後

入院時バイタルサイン　GCS E4V5M6、呼吸数 35 回 /min、心拍数 125 回 /min（af）、血圧 99/68mmHg、体温 39℃、SpO$_2$ 89%

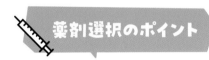

現在の薬剤

アンピシリン・スルバクタム（ユナシン静注用）3g 点滴静注、8 時間間隔

ヘパリンナトリウム（ヘパリン Na）注 400 単位 /h

アスピリン（バイアスピリン ®）錠 100mg 1 回 1 錠、1 日 1 回、朝食後

フェニトイン（アレビアチン ®）錠 100mg 1 回 1 錠、1 日 3 回、毎食後

ランソプラゾール（タケプロン ®）OD 錠 15mg 1 回 1 錠、1 日 1 回、朝食後

現在の検査値 SCr 2.1mg/dL、BUN 23.5mg/dL、Ccr 27mL/min

SCr：血清クレアチニン、BUN：尿素窒素、Ccr：クレアチニンクリアランス

薬剤選択のポイント

はじめに

心房細動の血栓塞栓リスク評価

　『2020 年改訂版 不整脈薬物治療ガイドライン（日本循環器学会 / 日本不整脈心電学会合同ガイドライン）』では、脳梗塞予防目的に CHADS$_2$ スコア 1 点以上の場合、適応があれば新規経口抗凝固薬の投与が推奨されています[1] **表1**[2]。欧州では CHA$_2$DS$_2$-VASc スコアが心房細動の血栓塞栓リスクの評価指標として採用されていましたが[3]、CHA$_2$DS$_2$-VASc スコア**表2**[4] で追加されている因子（血管疾患・年齢〔65〜74 歳〕・性別）は日本人では血栓塞栓症の有意な危険因子ではないこと、簡便性や予測能の点で

表1 CHADS$_2$ スコア
（文献 2 より作成）

危険因子	スコア
心不全	1 点
高血圧	1 点
年齢 ≧ 75 歳	1 点
糖尿病	1 点
脳卒中や TIA の既往	2 点

表2 CHA$_2$DS$_2$-VASc スコア （文献 4 より作成）

危険因子	スコア
心不全 / 左心室機能不全	1 点
高血圧	1 点
年齢 ≧ 75 歳	2 点
糖尿病	1 点
脳卒中や TIA、血栓塞栓症の既往	2 点
血管疾患（心筋梗塞の既往、末梢動脈疾患、大動脈プラーク）	1 点
65 歳以上 74 歳以下	1 点
性別（女性）	1 点

表3 **HAS-BLED スコア**（文献6より作成）

頭文字	危険因子	スコア
H	高血圧	1点
A	腎機能障害、肝機能障害（各1点）	1点
S	脳卒中	1点
B	出血	1点
L	不安定な INR	1点
E	高齢者（> 65 歳）	1点
D	薬剤（抗血小板薬や NSAIDs）、アルコール依存（各1点）	1点

より優れたスコアが創出されていないことから、CHADS₂ スコアが血栓塞栓リスクの評価指標として推奨されています[1]。

出血リスクの評価

　一方、経口抗凝固薬の導入には出血リスクの評価も必要です。心房細動患者における出血リスクを評価するスコアとして、HAS-BLED スコアが 2010 年の欧州心臓病学会（ESC）ガイドラインに採用されています[5] 表3[6]。本症例では CHADS₂ スコア4点、CHA₂DS₂-VASc スコア6点、HAS-BLED 5点であり、血栓リスクが高いと同時に出血リスクが高いことがわかります。

　今回は経口抗凝固薬のうち**ワルファリン**、直接経口抗凝固薬（DOAC）として**ダビガトラン**、**アピキサバン**の3剤を取り上げます。『不整脈薬物治療ガイドライン』では、CHADS₂ スコア1点以上の患者で DOAC が使用可能な場合、**ワルファリン**よりも DOAC を用いること（レベル A）と推奨されています[1]。また、『不整脈薬物治療ガイドライン』や『2019 年度 AHA/ACC/HRS の心房細動のアップデートガイドライン』においても、中等度～重度の僧帽弁狭窄症や機械弁の弁置換患者以外で DOAC が投与可能な患者では、**ワルファリン**より DOAC が推奨されています[3]。

どの薬剤を選択する？

肝代謝と腎排泄

ワルファリン、ダビガトラン、アピキサバン

　抗凝固薬によって代謝・排泄は大きく異なります。**ワルファリン**は主に肝代謝のため

10
経口抗凝固薬

腎機能による用量調節は必要ありません。DOAC は一般的に腎排泄型が多いですが、その程度は薬剤によって異なります。**ダビガトラン**は約 80％ が腎臓で排泄されるのに対して、**アピキサバン**は約 30％ です。そのため、腎排泄の程度が大きい**ダビガトラン**は、添付文書において透析患者を含む高度の腎機能障害（Ccr < 30mL/min）では禁忌、Ccr 30〜50mL/min では減量を考慮することと記載があります。2011 年には重篤な出血の副作用が報告され、安全性速報（ブルーレター）が出され、腎機能障害、高齢者、消化管出血の既往患者には慎重に投与するよう注意喚起がなされました[7]。

　一方**アピキサバン**は、Ccr < 15mL/min では禁忌、Ccr 15〜50mL/min では慎重投与となっています。本患者は Ccr 27mL/min であることから**ダビガトラン**は禁忌、**アピキサバン**は慎重投与となるため、**ダビガトラン**の使用はこの時点で除外されます。

相互作用

ワルファリン、ダビガトラン、アピキサバン

　本症例の抗凝固薬の選択でのもう一つの焦点は、相互作用です。本患者は症候性てんかんに対して**フェニトイン**を使用しており、相互作用を考慮に入れる必要があります。**ダビガトラン**はP-糖蛋白の基質のため、**フェニトイン**のようなP-糖蛋白誘導薬は**ダビガトラン**の血中濃度を低下させる可能性があります[8]。また**アピキサバン**は CYP3A4 で代謝されますが、**フェニトイン**は CYP3A4 の誘導薬のため、**アピキサバン**の血中濃度が低下する可能性があります[9]。**ワルファリン**も**フェニトイン**との併用により、効果の増強や減弱が報告されています。ただし、DOAC との違いは、**ワルファリン**の効果は PT-INR によってモニタリングができ、用量調節が可能なことです。DOAC は効果をモニタリングする指標が確立されていません。

　本患者では、相互作用の影響の度合いがモニタリングできない DOAC（**ダビガトラン、アピキサバン**）ではなく、PT-INR のモニタリングによって対応可能な**ワルファリン**を選択することが推奨されます。なお、**ワルファリン**と**フェニトイン**の併用により、**フェニトイン**の血中濃度の上昇の可能性も考えられるので、**フェニトイン**の血中濃度のモニタリングも推奨されます。

◎ 今回のチョイス

PT-INR のモニタリングによって相互作用の影響度合いがわかる、ワルファリンを選択する。

サマリー

✓ 今回の症例は新規発症の心房細動患者に対する抗凝固薬（ワルファリン、ダビガトラン、アピキサバン）の選択について検討した。

✓ 本症例での CHADS$_2$ スコアや HAS-BLED スコアを用いた血栓塞栓リスクと出血リスクを評価し、抗凝固薬の適応の可否を判断した。

✓ 腎機能や薬歴から薬物相互作用による薬効の増強が推測されたため、PT-INR による薬効や副作用の緻密なモニタリングが可能であるワルファリンの選択となる。

·········· MINI COLUMN ··········

抗凝固薬に対する拮抗薬

一昔前の抗凝固薬の拮抗薬といえば、**ワルファリン**に対するビタミン K のみでしたが、効果発現までに静脈注射でも 1〜2 時間かかるため、重篤な出血時の拮抗薬としては不十分でした。しかし 2017 年に、そのデメリットを払拭する**乾燥濃縮人プロトロンビン複合体（ケイセントラ®）**が発売されました。**ケイセントラ®** は 10 分以内に PT-INR を低下させることができ、**ワルファリン**の拮抗薬として画期的でした [10]。しかし、**ワルファリン**の効果は 1.5〜2 日間と長く、**ケイセントラ®** を投与しても PT-INR がリバウンドで再度高くなるといわれているため、**ケイセントラ®** の投与時にはビタミン K 同時投与が推奨されることには注意が必要です [11]。

一方、DOAC の拮抗薬としては、国内では唯一**ダビガトラン**に対して**イダルシズマブ（プリズバインド®）**が 2016 年に発売されました。**ワルファリン**に対する拮抗薬の**ケイセントラ®** と同様に、数分以内に拮抗可能ですが、ほかの DOAC には無効です [12]。**ダビガトラン**以外の DOAC に対する拮抗薬としては**アンデキサネットアルファ（オンデキサ®）**が、2022 年 5 月に日本でも承認されました。服用している DOAC の種類や最終服用時間、DOAC の服用量で**オンデキサ®** の投与量や投与方法が異なり、また 1 治療にかかる薬剤コストが高価（A 法：1,693,355 円 / 治療、B 法：3,048,039 円 / 治療）なため、確認事項や投与方法に注意して適正に使用する必要があります [13]。

10
経口抗凝固薬

引用・参考文献

1) 日本循環器学会ほか. 2020年改訂版 不整脈薬物治療ガイドライン. http://www.j-circ.or.jp/cms/wp-content/uploads/2020/01/JCS2020_Ono.pdf（accessed 2023-05-01）

2) Gage, BF. et al. Validation of clinical classification schemes for predicting stroke: results from the National Registry of Atrial Fibrillation. JAMA. 285,（22）2001, 2864-70.

3) January, CT. et al. 2019 AHA/ACC/HRS Focused Update of the 2014 AHA/ACC/HRS Guideline for the Management of Patients With Atrial Fibrillation: A Report of the American College of Cardiology/American Heart Association Task Force on Clinical Practice Guidelines and the Heart Rhythm Society. J Am Coll Cardiol. S0735-1097（19）, 2019, 30209-8.

4) Lip, GY. et al. Refining clinical risk stratification for predicting stroke and thromboembolism in atrial fibrillation using a novel risk factor-based approach: the euro heart survey on atrial fibrillation. Chest. 137（2）, 2010, 263-72.

5) European Heart Rhythm Association. et al. Guidelines for the management of atrial fibrillation: the Task Force for the Management of Atrial Fibrillation of the European Society of Cardiology（ESC）. Eur Heart J. 31（19）, 2010, 2369-429.

6) Pisters, R. et al. A novel user-friendly score (HAS-BLED) to assess 1-year risk of major bleeding in patients with atrial fibrillation: the Euro Heart Survey. Chest. 138（5）, 2010, 1093-100.

7) 医薬品医療機器総合機構. https://www.pmda.go.jp/files/000143273.pdf（accessed 2023-07-26）

8) Wiggins, BS. et al. Reduced Anticoagulant Effect of Dabigatran in a Patient Receiving Concomitant Phenytoin. Pharmacotherapy. 36（2）, 2016, e5-7.

9) Hellwig, T. et al. Pharmacokinetic and pharmacodynamic drug interactions with new oral anticoagulants: what do they mean for patients with atrial fibrillation? Ann Pharmacother. 47（11）, 2013, 1478-87.

10) Makris, M. Optimisation of the prothrombin complex concentrate dose for warfarin reversal. Thromb Res. 115（6）, 2005, 451-3.

11) Gulseth, MP. Overview of direct oral anticoagulant therapy reversal. Am J Health Syst Pharm. 73（10 Suppl 2）, 2016, S5-S13.

12) Pollack CV Jr. et al. Idarucizumab for Dabigatran Reversal. N Engl J Med. 373（6）, 2015, 511-20.

13) アンデキサネット アルファ（オンデキサ®静注用200mg）添付文書.https://www.pmda.go.jp/PmdaSearch/iyakuDetail/ResultDataSetPDF/670227_3399414D1022_2_01（accessed 2023-05-01）

（前田幹広、宿谷光則）

抗血小板薬
— 透析中の脳梗塞急性期患者での選択

> 本稿で取り上げる薬剤

アスピリン (バイアスピリン®錠)

- **主な適応** 虚血性脳血管障害 (一過性脳虚血発作 〔TIA〕、脳梗塞) や狭心症、心筋梗塞における血栓・塞栓形成の抑制など
- **禁忌** 消化性潰瘍のある患者、出血傾向のある患者、アスピリン喘息またはその既往のある患者、出産予定日12週以内の妊婦など
- **用法・用量** 1回100mgを1日1回 経口投与 (症状により1回300mgまで増量可能)
- **注意点と特徴** 本剤は腸溶錠 (消化性潰瘍の副作用リスク低減のため) であり、通常は粉砕禁止であるが、急性期の初期治療に即効性を期待する場合は噛み砕いて服用させることが可能
- **主な副作用** 消化管出血などの出血、喘息発作など
- **薬価** 100mg：5.7円

クロピドグレル (プラビックス®錠)

- **主な適応** 虚血性脳血管障害 (心原性脳塞栓症を除く) 後の再発抑制、経皮的冠動脈形成術 (PCI) が適用される虚血性心疾患など
- **禁忌** 出血している患者など
- **用法・用量** 投与開始日に300mgを1日1回 (虚血性脳血管障害では適応外)、その後維持量として75mg (虚血性脳血管障害では年齢、体重、症状によっては50mg) を1日1回 経口投与
- **注意点と特徴** 初日に300mg負荷投与することで、効果発現時間を2日から2時間ほどに短縮することができる
- **主な副作用** 出血、血栓性血小板減少性紫斑病 (TTP)、肝機能障害など
- **薬価** 25mg：40.20円、75mg：96.00円

シロスタゾール (プレタール®OD錠)

- **主な適応** 脳梗塞 (心原性脳塞栓症を除く) 発症後の再発抑制など
- **禁忌** 出血している患者、うっ血性心不全の患者、妊婦など
- **用法・用量** 1回100mgを1日2回 経口投与
- **注意点と特徴** 冠動脈狭窄を合併する患者で、過度な脈拍数増加が現れた場合は、狭心症を誘発する可能性があるため減量もしくは中止が推奨されている
- **主な副作用** 出血、頭痛、頻脈など
- **薬価** 50mg：24.70円、100mg：43.60円

CASE

63 歳男性。身長 168cm、体重 67.4kg

（現病歴） 夕方、会社から帰宅中に、左足の動かしづらさを自覚。症状が改善しなかっ
たため、夜間救急を受診。その際、呂律の回りづらさも自覚あり

（既往歴） 末期腎不全（週 3 回維持透析）、糖尿病、脳出血、高血圧、白内障術後

（アレルギー） 特記すべき事項なし

（入院前内服薬）

リナグリプチン（トラゼンタ®）5mg 1 回 1 錠、1 日 1 回、朝食後

アルファカルシドール 0.5 μg 1 回 1 カプセル、1 日 1 回、朝食後

炭酸ランタン 250mg 1 回 1 錠、1 日 3 回、毎食直後

カルベジロール 2.5mg 1 回 2 錠、1 日 1 回、朝食後

イルベサルタン 200mg 1 回 1 錠、1 日 1 回、朝食後

ニフェジピン CR 錠 20mg 1 回 3 錠、1 日 1 回、就寝前

（入院時バイタルサイン）

GCS E4V5M6、呼吸数 12 回 /min、心拍数 82 回 /min、血圧 158/10mmHg、体温
36.8℃、SpO₂ 98%（room air）、NIHSS 2 点（感覚障害、構音障害）

（検査） 頭部 CT：明らかな急性期病変なし、頭部 MRI：右放線冠領域に急性期脳梗
塞巣あり（ラクナ梗塞疑い）

NIHSS；National Institutes of Health Stroke Scale

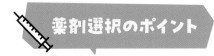 **薬剤選択のポイント**

はじめに

　脳梗塞の治療は、発症直後の急性期治療と、その後の再発予防を目的とした治療の大
きく 2 つに分けることができます。今回は急性期の治療に焦点を当てて解説します。

脳梗塞急性期に使われる抗血小板薬の特徴

ガイドラインによる推奨

　日本脳卒中学会が作成した『脳卒中治療ガイドライン 2021〔改訂 2023〕』では、脳梗

塞急性期の抗血小板療法として「アスピリン160〜300mg/日の経口投与は、発症早期（48時間以内）の脳梗塞患者の治療法として勧められる（推奨度A）」としています[1]。これは、1997年に行われた2つの大規模試験の結果に基づいており、その1つであるChinese Acute Stroke Trial（CAST）[2]では、発症48時間以内の**アスピリン**投与は、プラセボと比較して脳梗塞再発率と死亡率を有意に減少させました。

　一方、2015年のガイドライン改訂以降推奨されるようになった治療法として、「抗血小板薬2剤併用（アスピリンとクロピドグレル）投与は、発症早期の軽症非心原性脳梗塞患者の、亜急性期（1カ月以内を目安）までの治療法として勧められる（推奨度A）」[1]というものがあります。これは、2013年に発表されたCHANCE試験[3]の結果「発症24時間以内の軽症脳梗塞もしくは一過性脳虚血発作（transient ischemic attack；TIA）患者における**クロピドグレル**と**アスピリン**の21日間の併用は、**アスピリン**単剤と比較し、出血合併症を増やすことなく、3カ月後の脳卒中再発を有意に抑制した」ことに基づいています。2018年に発表されたPOINT試験[4]も同様の結果を示しましたが、CHANCE試験と比較し抗血小板薬2剤併用療法（dual anti-platelet therapy；DAPT）の期間が長かったことなどから、大出血の有意な増加が認められています。近年、**アスピリン**単剤と比較し、DAPTの有用性が示されてきていますが、DAPTは急性期の1カ月以内の使用にとどめ、出血リスクのある患者への使用には注意が必要と考えられます。

　また、2021年のガイドライン改訂時に追加された推奨として「シロスタゾール200mg/日の単独投与や、低用量アスピリンとの2剤併用投与は、発症早期（48時間以内）の非心原性脳梗塞患者の治療法として考慮しても良い（推奨度C）」[1]というものがあります。こちらは推奨度が低いことから第一選択にはなりえませんが、**アスピリン**や**クロピドグレル**が使用できない場合や再発を繰り返す場合などで考慮されます。

どの薬剤を選択する？

アスピリン、クロピドグレル、シロスタゾール

　前述したガイドライン[1]の推奨より、基本的には「**アスピリン単剤**」もしくは「**アスピリンとクロピドグレルの2剤併用**」が第一選択となり、推奨度が低い**シロスタゾール**単剤は選択肢から外れます 表1 。

11 抗血小板薬

表1 主な抗血小板薬の比較

	低用量アスピリン	クロピドグレル	シロスタゾール
作用機序	COX-1 阻害	ADP 受容体阻害	PDE Ⅲ阻害
用法・用量	1 回 100mg 1 日 1 回	1 回 50～75mg 1 日 1 回	1 回 100mg 1 日 2 回
主な副作用	出血 消化性潰瘍 アスピリン喘息誘発 Stevens-Johnson 症候群	出血 血栓性血小板減少性紫斑病 （TTP） 無顆粒球症 肝機能障害	出血 頻脈 心不全、狭心症誘発 頭痛

アスピリン単剤か、アスピリンとクロピドグレル2剤併用か

　次に、**アスピリン**単剤もしくは**アスピリン**と**クロピドグレル**2剤併用のどちらを選択するかを考えなくてはなりませんが、その前に、それぞれの薬剤の禁忌項目など、本症例に使用して問題がないかどうかを確認する必要があります。**アスピリン**の禁忌としては、**アスピリン**に対して過敏症の既往がある患者、**アスピリン**喘息の患者、消化性潰瘍のある患者などが挙げられます。

　また、**クロピドグレル**の注意点としては、本剤はプロドラッグであり、CYP2C19 の遺伝子多型によって効果が減弱する可能性が示唆されています。しかし、この件に関しては否定的な研究もあり、結論は得られておらず、**クロピドグレル**の使用に消極的になる必要は現時点ではないと考えられます。

　本症例では、既往歴やアレルギー歴からみても、**アスピリン**、**クロピドグレル**のいずれも使用可能です。しかし、本症例は透析中であることや、脳出血既往を加味すると出血リスクが懸念され、DAPT よりも「**アスピリン**単剤」の選択のほうが望ましいと考えられます。

＊　＊　＊

　今回は、脳梗塞急性期の抗血小板薬について解説しましたが、脳梗塞慢性期（再発予防）では、それぞれの抗血小板薬の推奨は若干異なります。**アスピリン**に関しても、急性期では 160～300mg/day の投与量が推奨されていますが、慢性期の維持投与量としては 75～150mg/day が推奨されています。そのため、本患者では初日のみ 300mg/day を内服し、維持投与量として 100mg/day を内服するのが適切な選択といえるでしょう。

◎ 今回のチョイス

ガイドラインの推奨に基づき、アスピリンを初日のみ 300mg/day、2 日目以降は 100mg/day 内服する。

サマリー

⊘ ガイドラインでは、脳梗塞急性期の治療として、アスピリン単剤、もしくはアスピリンとクロピドグレルの 2 剤併用が推奨されている。

⊘ 最終的には、ガイドラインの推奨をもとに、禁忌疾患の有無や副作用リスクなどの患者背景を考慮して、薬剤選択を行う。

11
抗血小板薬

MINI COLUMN

効果発現を速めるために

通常、脳梗塞における**クロピドグレル**の投与量は 75mg/day です。しかし、経皮的冠動脈形成術（percutaneous coronary intervention；PCI）が適用される虚血性心疾患では、「投与初日に 300mg/day を経口投与し、その後維持量として 75mg/day を経口投与する」と記載されています[5]。また、前述した CHANCE 試験でも、**クロピドグレル**は初日のみ 300mg を内服するプロトコールとなっています。なぜでしょうか。

その答えは、「効果発現を速めるため」です。**クロピドグレル**はプロドラッグであり、効果を発揮するために肝臓で代謝される必要があり、75mg/day では効果発現までに 2 日ほどかかるといわれています[6]。一方、300mg/day を内服した場合では、効果発現は 2 時間ほどに短縮されるといわれています[7]。その場合、出血リスクの増加が懸念されますが、血小板凝集抑制作用は 300mg の負荷投与を行っても増加しないことがわかっています[7]。

引用・参考文献
1) 日本脳卒中学会 脳卒中ガイドライン委員会編. 脳卒中治療ガイドライン 2021 〔改訂 2023〕. 東京, 協和企画, 2023, 332p.
2) CAST: randomised placebo-controlled trial of early aspirin use in 20,000 patients with acute ischaemic stroke. CAST (Chinese Acute Stroke Trial) Collaborative Group. Lancet. 349 (9066), 1997, 1641-9.
3) Wang, Y. et al. Clopidogrel with aspirin in acute minor stroke or transient ischemic attack. N Engl J Med. 369 (1), 2013, 11-9.
4) Johnston, SC. et al. Clinical Research Collaboration, Neurological Emergencies Treatment Trials Network, and the POINT Investigators. Clopidogrel and Aspirin in Acute Ischemic Stroke and High-Risk TIA. N Engl J Med. 379 (3), 2018, 215-25.
5) サノフィ株式会社. プラビックス®錠 25mg/ プラビックス®錠 75mg 添付文書. https://www.pmda.go.jp/PmdaSearch/iyakuDetail/ResultDataSetPDF/780069_3399008F1025_1_30 (accessed 2023-07-28)
6) Kristen, L. et al. High-dose clopidogrel loading in percutaneous coronary intervention. Ann Pharmacother. 39 (5), 2005, 918-22.
7) Lars, W. P2Y (12) inhibitors: differences in properties and mechanisms of action and potential consequences for clinical use. Eur Heart J. 30 (16), 2009, 1964-77.

（髙木 奏）

抗凝固薬に対する拮抗薬
— ワルファリン内服中の頭部外傷患者での選択

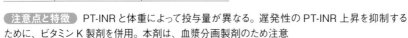

乾燥濃縮人プロトロンビン複合体（ケイセントラ®静注用）

（主な適応） ワルファリン（ワーファリン）投与中の患者における急性重篤出血時、または重大な出血が予想される緊急を要する手術・処置の施行時の出血傾向の抑制

（禁忌） 播種性血管内凝固（DIC）状態の患者

（用法・用量） プロトロンビン時間 - 国際標準比（PT-INR）と体重に基づいて決定。下記の投与量を単回静注。注入速度は 3 IU/kg/min 以下とし、210IU/min を超えないこと

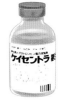

PT-INR	投与量	
	体重 100kg 以下	体重 100kg 超
2～＜4	25 IU/kg	2,500 IU
4～6	35 IU/kg	3,500 IU
＞6	50 IU/kg	5,000 IU

（注意点と特徴） PT-INR と体重によって投与量が異なる。遅発性の PT-INR 上昇を抑制するために、ビタミン K 製剤を併用。本剤は、血漿分画製剤のため注意

（主な副作用） 血栓塞栓症

（薬価） 500 IU：35,571 円、1,000 IU：66,306 円

イダルシズマブ（プリズバインド®静注液）

（主な適応） ダビガトラン（プラザキサ®）投与中の患者における急性重篤出血時、または重大な出血が予想される緊急を要する手術・処置の施行時の抗凝固作用の中和

（用法・用量） 1 回 5g（2.5g/50mL を 2 バイアル）を点滴静注または急速静注。ただし、点滴静注の場合は 1 バイアルにつき 5～10 分かけて投与

（主な副作用） 血栓塞栓症

（薬価） 2.5g：203,626 円

アンデキサネット アルファ（オンデキサ®静注用）

（主な適応） 直接作用型第 Xa 因子阻害薬（アピキサバン、リバーロキサバンまたはエドキサバン）投与中の患者における、生命を脅かす出血または止血困難な出血の発現時の抗凝固作用の中和

（用法・用量）
A 法：400mg を 30mg/min の速度で静脈内投与し、続いて 480mg を 4mg/min の速度で 2 時間静脈内投与。
B 法：800mg を 30mg/min の速度で静脈内投与し、続いて 960mg を 8mg/min の速度で 2 時間静脈内投与。

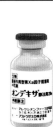

（注意点と特徴） 薬剤の種類、最終投与時の 1 回量、最終投与からの経過時間で投与量が決定される。必ず注射用水で溶解が必要。インラインフィルターを通して投与。

（主な副作用） 血栓塞栓症

（薬価） 200mg：338,671 円

CASE

85 歳女性。身長 152cm、体重 50kg

（現病歴）　転倒、頭部外傷を主訴に救急要請。搬入時意識障害あり、頭部 CT で急性硬膜下血腫を認めた。本人より聴取はできなかったが、お薬手帳よりワルファリン 2mg を服用していることが判明した。

（既往歴）　不明　　（アレルギー）　不明

（来院時バイタルサイン）　GCS E1V1M4、呼吸数 15 回 /min、心拍数 79 回 /min、血圧 160/110mmHg、体温 36.6℃、SpO$_2$ 98%（room air）

（入院前内服薬）

アムロジピン錠 5mg　1 日 1 回、1 回 1 錠、朝食後

ワルファリン錠 1mg　1 日 1 回、1 回 2 錠、朝食後

（入院時検査値）　Scr 2.4 mg/dL、BUN 35 g/dL、APTT 40 秒、PT-INR 3.5

Scr：血清クレアチニン、BUN：尿素窒素、APTT：活性化部分トロンボプラスチン時間、
PT-INR：プロトロンビン時間国際標準比

12 抗凝固薬に対する拮抗薬

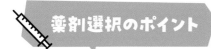 **薬剤選択のポイント**

はじめに

　本症例は抗凝固薬であるワルファリン内服中でした。抗凝固薬投与中の重篤な副作用として、頭蓋内出血などの出血性合併症があります。抗凝固薬の拮抗としてこれまでは新鮮凍結血漿の投与などが行われてきましたが、拮抗に時間を要することや容量負荷が大きく投与に時間を要することが問題となっていました。2016 年に**イダルシズマブ（プリズバインド®）**が上市されたのを皮切りに、2017 年に**乾燥濃縮人プロトロンビン複合体（ケイセントラ®）**、2022 年に**アンデキサネット アルファ（オンデキサ®）**が上市されたことにより、現在では抗凝固薬の拮抗薬が出そろい、直ちに抗凝固作用の拮抗が可能となりました。

どの薬剤を選択する？

　抗凝固薬に対する拮抗薬の選択は、どの抗凝固薬を服用しているかが判明すれば容易です。そのため、特に救急外来や救命救急センターなど患者が搬入されてきた際に、いち早く抗凝固薬の種類を特定することが鍵となります。情報収集する方法として、救急隊に薬について確認する、お薬手帳や実薬の確認、かかりつけ医に確認、患者本人やご家族に確認するなどが挙げられます。本症例では、お薬手帳から**ワルファリン**内服中と判明しました。

　一方で、抗凝固薬の拮抗薬は高価であり、重篤な副作用として血栓塞栓症のリスクがあるため適正な使用が求められます。また、抗凝固薬を服用していた患者には必ず服用している理由があります。そのため止血が完了した時点で、可及的速やかに抗凝固薬を再開する必要があります。

　このように抗凝固薬の拮抗薬は迅速に投与する必要がありますが、投与量が固定されていないことや投与速度にも制限があり煩雑になりやすいため、あらかじめ施設内でプロトコールを定めておくとよいでしょう **表1**。各製薬会社が用法・用量に関する資材を提供しているので参考にしてください[1, 2]。

抗凝固薬に対する拮抗薬の特徴

　最後に各薬剤の特徴を整理しておきましょう。

乾燥濃縮人プロトロンビン複合体（ケイセントラ®）

　ワルファリンはビタミンK作用に拮抗し、肝臓におけるビタミンK依存性凝固因子（第Ⅱ、第Ⅶ、第Ⅸ、第Ⅹ因子）の産生を抑制することで抗凝固作用を発揮します。そ

表1 抗凝固薬に対する拮抗薬の特徴

一般名	製品名	対象となる抗凝固薬	用量決定に必要なパラメータ	投与速度
乾燥濃縮人プロトロンビン複合体	ケイセントラ®	ワルファリン	PT-INR、体重	3 IU/kg/min 以下とし、210 IU/min を超えない
イダルシズマブ	プリズバインド®	直接トロンビン阻害薬	5g（固定）	1バイアルにつき 5～10 分かけて投与
アンデキサネットアルファ	オンデキサ®	直接作用型第Xa因子阻害薬	1回投与量、最終投与からの経過時間	負荷投与は 30mg/min、その後 2 時間かけて投与

のためこれまでは拮抗薬としてビタミンKが用いられてきましたが、拮抗作用の発現まで時間がかかってしまうことが問題でした。一方、**ケイセントラ**®は従来の新鮮凍結血漿との比較において、日本のみならず海外においても有効性が報告され[3~5]、現在ではケイセントラ®がワルファリンに対する拮抗薬として使用されるようになっています。

また、**ケイセントラ**®はヒト血漿を分画して製造したビタミンK依存性凝固因子の濃縮製剤であり、4F-PCC（four-factor prothrombin complex concentrate）とも呼ばれています。血漿分画製剤のため使用の際は同意書へ署名してもらう必要があることや保管に関して注意が必要です。用量はPT-INR、体重で決定されます。**ケイセントラ**®はすぐに拮抗されますが、PT-INRの再上昇が報告されている[6]ため、ビタミンKの併用が推奨されています。

イダルシズマブ（プリズバインド®）

ダビガトラン（プラザキサ®）は直接トロンビン阻害薬です。このダビガトランに対して特異的に結合し、直後に中和可能な製剤が**イダルシズマブ**です。1バイアル2.5gであるため1回に2バイアル使用します。**イダルシズマブ**投与後の**ダビガトラン**再開については24時間後から、ほかの抗凝固薬は24時間以内でも投与が可能です[7]。

アンデキサネット アルファ（オンデキサ®）

わが国の経口直接作用型第Xa因子阻害薬は、**アピキサバン（エリキュース**®）、リバーロキサバン（イグザレルト®）、エドキサバン（リクシアナ®）の3種類があります。**アンデキサネット アルファ**はこれらの直接作用型第Xa因子阻害薬に対してデコイとして結合し、直後に中和可能な製剤として、国際共同第Ⅲb/Ⅳ相臨床試験（ANNEXA-4試験）[8, 9]において有効性および安全性が確認されました。適応は、生命を脅かす出血または止血困難な出血の発現時のみであり、緊急手術を必要とする際の有効性と安全性についてはまだわかっていません。用法・用量は薬剤の種類、最終投与時の1回量、最終投与からの経過時間に応じて抗凝固作用の強さを予測し、A法、B法が選択されます **図1**[10]。溶解液は添付されておらず、必ず注射用水で溶解しなければならないため注意しましょう。また投与の際は輸液ポンプまたはシリンジポンプを用いて0.2μmまたは0.22μmのインラインフィルターを通して投与してください。

今回のようなケースでは、緊急で開頭血腫除去術などの手術治療を行うことが少なくありません。術前の短い間に適正かつ迅速に投与することができるように、あらかじめ投与するためのプロトコールを作成しておきましょう。

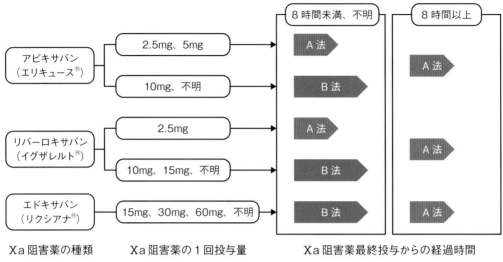

図1 オンデキサ® 投与方法（文献10を参考に作成）

Xa阻害薬の種類　　　Xa阻害薬の1回投与量　　　Xa阻害薬最終投与からの経過時間

◎ 今回の**チョイス**

乾燥濃縮人プロトロンビン複合体（ケイセントラ®）を選択。体重50kg、PT-INR 3.5より1,250 IU（50mL）を投与速度360mL/h（8分20秒）で静注する。

サマリー

◇抗凝固薬の拮抗薬の選択では、抗凝固薬の種類を把握することが必須。

◇乾燥濃縮人プロトロンビン複合体（ケイセントラ®）はPT-INR、体重を確認し、用法・用量を決定。

◇ビタミンKの併用を推奨。

◇乾燥濃縮人プロトロンビン複合体（ケイセントラ®）は血漿分画製剤のため同意書が必要。

・・・・・・・・・・・・・　MINI COLUMN　・・・・・・・・・・・・・

現在開発中のシラパランタグ（Ciraparantag）に注目

現在開発中の抗凝固薬に対する拮抗薬として、シラパランタグがあります。シラパランタグは非共有電荷と電荷の相互作用を通じて**ヘパリン**や直接経口抗凝固薬（DOAC）と結合します。特徴として直接作用型第Ｘａ因子阻害薬だけでなく、直接トロンビン阻害薬、低分子ヘパリンや未分画ヘパリンなど幅広い抗凝固薬に作用します。**エドキサバン** 60mg に対する拮抗を評価した研究[11]では、投与10分以内に拮抗作用が出現し、少なくとも24時間持続しました。今後の臨床試験に注目していきましょう。

12 抗凝固薬に対する拮抗薬

引用・参考文献

1) CSL Behring. ケイセントラ®投与量換算シミュレーター. https://csl-info.com/kcentra/howto/ （accessed 2023-05-05）
2) アストラゼネカ. オンデキサ®静注用200mg調製方法・投与方法. https://med.astrazeneca.co.jp/medical/product/ond_howto.html （accessed 2023-05-05）
3) Kushimoto, S. et al. Efficacy and safety of a 4-factor prothrombin complex concentrate for rapid vitamin K antagonist reversal in Japanese patients presenting with major bleeding or requiring urgent surgical or invasive procedures: a prospective, open-label, single-arm phase 3b study. Int J Hematol. 106 (6), 2017, 777-86.
4) Goldstein, JN. et al. Four-factor prothrombin complex concentrate versus plasma for rapid vitamin K antagonist reversal in patients needing urgent surgical or invasive interventions: a phase 3b, open-label, non-inferiority, randomised trial. Lancet. 385 (9982), 2015, 2077-87.
5) Sarode, R. et al. Efficacy and safety of a 4-factor prothrombin complex concentrate in patients on vitamin K antagonists presenting with major bleeding: a randomized, plasma-controlled, phase Ⅲ b study. Circulation. 128 (11), 2013, 1234-43.
6) Sin, JH. et al. Four-factor prothrombin complex concentrate for life-threatening bleeds or emergent surgery: A retrospective evaluation. J Crit Care. 36, 2016, 166-72.
7) プリズバインド®静注液2.5g. 医薬品インタビューフォーム. 2022年11月改訂（第5版）. https://www.info.pmda.go.jp/go/interview/1/650168_3399412A1027_1_22Y_1F.pdf （accessed 2023-05-05）
8) Connolly, SJ. et al. Full Study Report of Andexanet Alfa for Bleeding Associated with Factor Xa Inhibitors. N Engl J Med. 380 (14), 2019, 1326-35.
9) Milling, TJ Jr. et al. Final Study Report of Andexanet Alfa for Major Bleeding With Factor Xa Inhibitors. Circulation. 147 (13), 2023, 1026-38.
10) アストラゼネカ社. オンデキサ®投与方法の解説. https://med.astrazeneca.co.jp/content/dam/physician-services/Japan/medical/product/ond_howto/download/ond_howto02.pdf （accessed 2023-05-05）
11) Ansell, JE. et al. Single-dose ciraparantag safely and completely reverses anticoagulant effects of edoxaban. Thromb Haemost. 117 (2), 2017, 238-45.

（今中翔一）

13 高カリウム血症治療薬
─腸閉塞既往のある高カリウム血症患者での選択

本稿で取り上げる薬剤

ポリスチレンスルホン酸カルシウム（カリメート®）

主な適応 急性および慢性腎不全に伴う高カリウム血症

禁忌 腸閉塞の患者

用法・用量 ポリスチレンスルホン酸カルシウムとして1日15～30gを2～3回に分け、1回量を水30～50mLに懸濁し、経口投与する（適宜増減）

＊注腸投与の場合、1回30gを水または2%メチルセルロース溶液100mLに懸濁して注腸し、30分～1時間腸管内に放置する。なお、カリメート®散にのみ注腸の適応がある

注意点と特徴 散、ドライシロップは必ず水に懸濁させてから服用する。懸濁させずに服用するとダマになり、カリウムの吸着効果が十分に現れない可能性がある

主な副作用 水に不溶性で、消化管で吸収されず、糞便中に排泄される。腸閉塞、腸管穿孔のリスクがあるため投与後は消化器症状に注意する

薬価 ドライシロップ：11.20円/g、散：10.80円/g、カリメート経口液：72.00円/包

ジルコニウムシクロケイ酸ナトリウム水和物（ロケルマ®懸濁用散分包）

主な適応 高カリウム血症

禁忌 該当事項なし

用法・用量 開始用量として1回10gを水で懸濁して1日3回、2日間経口投与する（血清カリウム値に応じて3日間まで）。以降は、1回5gを水で懸濁して1日1回経口投与する。適宜増減するが、最高用量は1日1回15g

血液透析施行中は、1回5gを水で懸濁して非透析日に1日1回経口投与する。適宜増減するが、最高用量は1日1回15g

注意点と特徴

内服開始時とそれ以降とでは処方量が異なる。開始時の用量が漫然と続かないように注意が必要。1包あたり約45mLの水に懸濁して服用する[1]

主な副作用 浮腫、体液貯留

薬価 5g：1,042.10円/包、10g：1,528.40円/包

グルコース・インスリン（GI）療法

主な適応 高カリウム血症

禁忌 該当事項なし

用法・用量 50%ブドウ糖液50mL＋速効型インスリン10単位。慢性腎臓病（CKD）ではインスリンを5単位とする場合もある

注意点と特徴 低血糖リスクがあるため、ブドウ糖液を併用する

主な副作用 低血糖

薬価 50%ブドウ糖液20mL：99円/20mL、ノボリン®R注100単位/mL：275円/バイアル

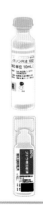

CASE

70歳男性、177cm、78kg

ADL　全自立、妻と2人暮らし

既往歴　高血圧、狭心症（経皮的冠動脈形成術〔PCI〕後）、うっ血性心不全、脊柱管狭窄症、腸閉塞、慢性腎不全

アレルギー　なし

現病歴　来院2日前から外出中にふらつきが生じ、歩行がままならなくなり、息づかいが荒くなり始めた。同日より食欲が低下し、食事は少量摂取できるのみであった。来院前日も同様の症状が続いたため、自宅で様子をみていた。来院当日、自宅のトイレに入った際に苦しくなり動けなくなったため、妻が救急要請した。

来院時バイタルサイン　GCS E4V5M6、呼吸数16回/min、心拍数32回/min、血圧101/56mmHg

来院時所見　心電図 wide QRS

初療　救急搬入後、徐脈のためアトロピン0.5mgを投与し、心拍数は56回/minに改善した。心電図で wide QRS、血液検査でK 6.7mEq/Lと高カリウム血症を認めた。

入院前内服薬

アスピリン（バイアスピリン®）錠100mg 1日1回、1回1錠、朝食後

カルベジロール（アーチスト®）錠2.5mg 1日1回、1回1錠、朝食後

カンデサルタン（ブロプレス®）錠8mg 1日1回、1回1錠、朝食後

ボノプラザン（タケキャブ®）錠10mg 1日1回、1回1錠、朝食後

リマプロスト アルファデクス（オパルモン®）錠5μg 1日3回、1回1錠、毎食後

13 高カリウム血症治療薬

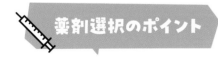 薬剤選択のポイント

はじめに

　本症例では、心電図と血液検査のカリウム値などの結果から高カリウム血症を認めました。高カリウム血症の緊急治療は 図1 [2] の流れで進めます。まずは各治療の特徴を押さえましょう 表1 [2]。

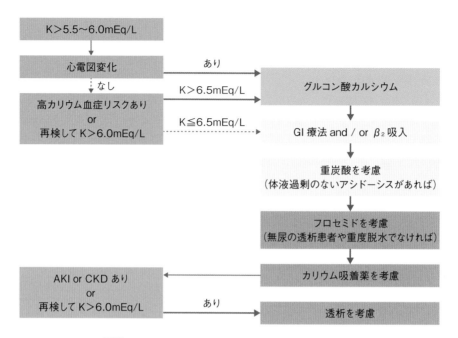

図1 高カリウム血症の緊急治療の流れ（文献2より改変）

表1 高カリウム血症の治療法（文献2より改変）

治療方法	効果発現	持続時間	機序	補足
グルコン酸カルシウム	1〜3分	30〜60分	膜電位の安定化	カリウム濃度は不変 ジギタリス内服中は使用を避ける
GI療法	30分	4〜6時間	細胞内シフト	使用例：50％ブドウ糖液40mL＋速効型インスリン4単位
サルブタモール硫酸塩吸入	30分	2〜4時間	細胞内シフト	心疾患のある患者への使用は注意を要する
フロセミド静注	30分	2時間	排泄	循環血液量減少では禁忌
ポリスチレンスルホン酸ナトリウム	1〜2時間	≧4〜6時間	排泄	消化管穿孔リスク ナトリウム負荷
ジルコニウムシクロケイ酸ナトリウム水和物	1〜6時間	薬剤排泄まで効果持続	排泄	消化器症状の副作用
透析	数分	透析終了まで効果持続	除去	効果は確実だが準備に時間を要する

高カリウム血症の治療

心電図異常があるとき（致死的不整脈の予防）

[グルコン酸カルシウム]

　高カリウム血症では本来とは異なるタイミングで心筋の収縮が生じ、これが致死的不整脈に進展する可能性があります。本剤はカリウム濃度には影響せず、心筋の過収縮を起こしにくくする（膜安定化作用）ため、不整脈の予防を目的として使用されます。

血中のカリウム濃度を低下させる（カリウムの細胞内シフト）

[GI療法]

　インスリンが、血中のブドウ糖とカリウムを同時に細胞内に取り込む作用を利用した治療法です。インスリン単独で投与すると容易に低血糖をきたすため、インスリンとブドウ糖を併用して投与します。いく通りかの組成があり、「50％ブドウ糖液50mLに速効型インスリン10単位」とするもの[3]が多く見受けられますが、慢性腎臓病（CKD）の低血糖患者では、低血糖の頻度が有意に高かった[4]ことから、国際的腎臓病ガイドライン機構（KDIGO）によるガイドライン[5]では「50％ブドウ糖液50mLに速効型インスリン5単位」を推奨しています。施設によっては頻用するGI療法の組成を規定している場合もありますので、まずは自施設の組成を把握することをお勧めします。

[炭酸水素ナトリウム；重炭酸]

　カリウムはアシデミアで細胞外に移動し、アルカレミアでは細胞内に移動します。この作用を利用し、アシドーシスでは本剤を投与することにより血中のカリウム濃度の低下を図ります。アシデミアでない場合、カリウム低下効果は期待できません。本剤はナトリウムを含有するため、投与により体液過剰となる可能性があることに注意が必要です。

[β刺激薬]

　カリウムはβ受容体刺激作用で細胞内に移動し、β受容体遮断作用で細胞外に移動します。この作用を利用し、高カリウム血症ではβ刺激薬を使用することがあります。ネブライザーを使用して、**サルブタモール（ベネトリン）**を吸入薬として使用します。

　ただし頻脈、動悸など交感神経を興奮させる作用が生じる可能性があります。

血中のカリウム濃度を低下させる（カリウムの体外への排泄）

[陽イオン交換樹脂]

　内服により消化管内でカリウムを捕捉し、そのまま吸収されずに、糞便中に排泄されます。即効性はないため、急性期の治療では単独ではなく、ほかの治療と併用すること

が多いです。日本では**ポリスチレンスルホン酸ナトリウム**、**ポリスチレンスルホン酸カルシウム**、**ジルコニウムシクロケイ酸ナトリウム水和物**の3種類の薬剤が使用されています。

［血液透析］

　カリウムを確実に体外へ排泄することができますが、透析開始までの準備に時間を要することやシャントがない場合はバスキュラーアクセスを確保する必要があり、患者さんへの身体的負担が大きいという点で、そのほかの治療よりも実施のハードルが高いといえます。

その他

［高カリウム血症の原因となる薬剤の一時的な休薬］

　カリウム上昇に寄与しうる薬剤は多く、比較的よく見る薬剤では、例えばアンジオテンシン変換酵素（ACE）阻害薬、アンジオテンシンⅡ受容体阻害薬（ARB）、非ステロイド性抗炎症薬（NSAIDs）、β遮断薬などが挙げられます。ただし、これらの薬剤の多くは服用を継続することによる長期的なメリットが大きい場合が多いため、高カリウム血症の急性期の治療では一時的に休薬し、カリウム値が安定化した後に再開することがあります。本症例では常用薬のうち、**カルベジロール**（β遮断薬）と**カンデサルタン**（ARB）の2剤は一時的に休薬を検討すべきであると考えます。

［食生活の見直し］

　患者自身がカリウムを多く含む食品を意図せず摂取している場合や、把握しているにもかかわらず指示の不遵守によって過剰摂取してしまう場合などが想定されます。各施設の管理栄養士に栄養指導を依頼し、状態に見合った摂取量の目安を患者自身またはその家族にも適切に把握してもらうことが大切です。

どの薬剤を選択する？

高カリウム血症の緊急治療

　さて、ここで冒頭の症例を振り返ってみましょう。高カリウム血症の治療薬は、**図1**に示す通り、複数あります。

　血液検査でK 6.7mEq/Lであり、心電図でwide QRSと心電図変化がみられた本症例では、グルコン酸カルシウム20mLを静注、GI療法（50%ブドウ糖液40mL＋速効型インスリン8単位）を行い、炭酸水素ナトリウム125mLを投与しました。その後の採

血で K は 5.8mEq/L へ低下し、高カリウム血症としてカリウム値のフォロー目的で入院となりました。

陽イオン交換樹脂製剤の選択

　ここで、初療室で緊急治療を終えた後の治療薬について考えてみましょう。陽イオン交換樹脂製剤の選択肢としては、表2 の通り 3 成分 8 薬剤の候補があります。カリウム吸着作用が突出して有効な薬剤はなく、いずれの薬剤も同等の効果が確認されています。2020 年に発売された**ロケルマ®**は非ポリマー性のため他剤のように腸管内で薬剤が膨張することによる腹部膨満感や便秘が少なく、腸閉塞の患者でも使用できる特徴があります。ただし、薬価が高いため、長期的に使用する際は患者の経済状況も考慮する必要があります。本症例の患者は腸閉塞の既往があるので、安全性の観点からは**ロケルマ®**が妥当です。また本症例の選択肢以外では、**ケイキサレート®**も妥当と考えられます。

13 高カリウム血症治療薬

表2 陽イオン交換樹脂製剤一覧

重合体	ポリマー							非ポリマー
成分名	ポリスチレンスルホン酸ナトリウム		ポリスチレンスルホン酸カルシウム					ジルコニウムシクロケイ酸ナトリウム水和物
作用	本剤が持つナトリウムイオンと腸管内のカリウムイオンを交換する		本剤が持つカルシウムイオンと腸管内のカリウムイオンを交換する					―
商品名	ケイキサレート®		ポリスチレンスルホン酸カルシウム		カリメート®			ロケルマ®
剤形	散	ドライシロップ	ゼリー	顆粒	散	ドライシロップ	経口液	散
適応	急性および慢性腎不全に伴う高カリウム血症							高カリウム血症
禁忌	なし		腸閉塞の患者					なし
投与経路	経口、注腸	経口	経口	経口	経口、注腸	経口	経口	経口
矯味	なし	りんご風味	りんご味	なし（味は甘い）	なし	なし（味は甘い）	ノンフレーバー製剤 → なし／フレーバー製剤・オレンジ・アップル	なし

◎ 今回のチョイス

消化器症状などの副作用症状が顕著であればロケルマ®30g 分 3 で開始（2 日間）し、3 日目以降は 5g 分 1 で継続する。

サマリー

◇ 高カリウム血症の治療の目的はカリウムを下げることではなく、致死的不整脈を防ぐことである。

◇ 不整脈予防、カリウムの細胞内シフトで終わるのではなく、カリウムの体外への排泄まで考える必要がある。

◇ 陽イオン交換樹脂製剤は薬剤ごとの特徴を考慮し、患者の状態に合致した薬剤を選択する。

MINI COLUMN

服用しにくい陽イオン交換樹脂製剤

陽イオン交換樹脂製剤は口の中に入った際の熱感や舌触り、独特の匂いが特徴的で、服用後もしばらくこれらの違和感が残るため、服用しにくい薬剤であるといえます。このような不快な感覚はアドヒアランス低下につながるおそれがあり、内服しやすくする工夫が必要です。すべてではありませんが、一部の製剤には元々甘い味がついていたり、追加でフレーバーを使用したりすることで服用の際の違和感を軽減することができます。なお、フレーバーはメーカーから無償提供されるため、患者の費用負担はありません。各施設の規定に準じた方法でフレーバーを取り寄せてみてはいかがでしょうか。服用している陽イオン樹脂製剤に対する患者の使用感に合わせて、製剤の変更を医師に提案する、またはフレーバーを活用することも服薬支援の一つです。

引用・参考文献

1) アストラゼネカ株式会社. ロケルマ懸濁用散分包5g / 10g 患者向医薬品ガイド. 2022 年 3 月更新. https://www.info.pmda.go.jp/downfiles/guide/ph/670227_2190040B1020_1_01G.pdf（accessed 2023-06-01）
2) 遠藤慶太ほか. 高カリウム血症. 日本内科学会雑誌. 111（5）, 2022, 926-33.
3) Cooper, LB. et al. Clinical and research implications of serum versus plasma potassium measurements. Eur J Heart Fail. 21（4）, 2019, 536-7.
4) Noori, N. et al. Dietary potassium intake and mortality in long-term hemodialysis patients. Am J Kidney Dis. 56（2）, 2010, 338-47.
5) kidney Disease: Improving Global Outcomes（KDIGO）Diabetes Work Group. KDIGO 2022 Clinical Practice Guideline for Diabetes Management in Chronic Kidney Disease. Kidney Int. 102（55）, 2022, D1-127.

（田村 亮）

14

経口血糖降下薬
― うっ血性心不全、腎機能低下の糖尿病患者での選択

 本稿で取り上げる薬剤

メトホルミン（メトグルコ®錠） ビグアナイド薬

主な適応 ①2型糖尿病で食事療法・運動療法（＋スルホニル尿素〔SU〕薬）でも効果不十分な場合、②多嚢胞性卵巣症候群における排卵誘発、多嚢胞性卵巣症候群の生殖補助医療における調節卵巣刺激（肥満、耐糖能異常、インスリン抵抗性のいずれかを呈する場合）

禁忌 乳酸アシドーシスの既往または発症リスクのある患者

用法・用量 ①成人：1日500mgより開始し、1日2〜3回に分割して食直前または食後に経口投与する。維持量は通常1日750〜1,500mg、1日最高投与量は2,250mgまで（適宜増減）。小児（10歳以上）：1日500mgより開始し、1日2〜3回に分割して食直前または食後に経口投与する。維持量は通常1日500〜1,500mg、1日最高投与量は2,000mgまで（適宜増減）。②ほかの排卵誘発薬または卵巣刺激薬との併用下で、1日1回500mgの経口投与より開始し、1日最高投与量は1,500mg（1日2〜3回に分割）まで

注意点と特徴 ヨード造影剤投与後48時間は本剤の投与を再開しない[1]

主な副作用 胃腸障害、悪心、下痢、乳酸アシドーシス

薬価 250mg：10.10円/錠、500mg：10.30円/錠

ダパグリフロジン（フォシーガ®錠） SGLT2阻害薬

主な適応 ①1型糖尿病、②2型糖尿病、③慢性心不全（標準的な治療を受けている患者）、④慢性腎臓病（末期腎不全または透析患者を除く）

禁忌 本剤に対し過敏症の既往のある患者、重症ケトーシス・糖尿病性（前）昏睡の患者、重症感染症・手術前後・重篤外傷の患者

用法・用量 ①インスリン製剤併用下で、5mgを1日1回経口投与する。効果不十分な場合には、10mg1日1回まで増量可能。② 5mgを1日1回経口投与する。効果不十分な場合には、10mg1日1回まで増量可能。③④ 10mgを1日1回経口投与する

注意点と特徴 慢性心不全、慢性腎臓病の糖尿病非合併例にも適応がある

主な副作用 頻尿・多尿、ケトアシドーシス、尿糖、尿路感染症

薬価 5mg：178.70円/錠、10mg：264.40円/錠

シタグリプチン（ジャヌビア®錠） DPP-4阻害薬

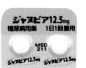

主な適応 2型糖尿病

禁忌 本剤に対し過敏症の既往のある患者、重症ケトーシス・糖尿病性（前）昏睡・1型糖尿病の患者、重症感染症・手術前後・重篤外傷の患者

用法・用量 50mgを1日1回経口投与する。効果不十分な場合には、100mg1日1回まで増量可

注意点と特徴 腎機能低下時にはクレアチニンクリアランス（Ccr）に応じて減量する必要がある（30≦Ccr＜50の場合、通常量25mg〔最大50mg〕/day、Ccr＜30の場合、通常量12.5mg〔最大25mg〕/day）。単剤治療における低血糖リスクは比較的低い

主な副作用 胃腸障害、皮膚障害、類天疱瘡

薬価 12.5mg：52.90円/錠、25mg：63.60円/錠、50mg：117.90円/錠、100mg：174.60円/錠

14

経口血糖降下薬

CASE

67 歳男性、170cm、76kg

[ADL] 全自立、独居

[現病歴] 2 型糖尿病治療のため、55 歳の頃からアマリール®、アクトス® が開始となった。以降は血糖コントロールが安定していたため、この 2 剤を長期継続していた。65 歳を過ぎた頃から、時々飲み忘れがあったが、特に大きな問題もなく経過していた。来院当日、自宅を訪ねた知人が玄関で倒れている本人を発見し、救急要請となった。救急外来での処置後、低血糖に対する血糖補正および薬剤調整目的で入院となった。

[既往歴] 糖尿病、高血圧、うっ血性心不全

[アレルギー] なし

[入院前内服薬]

グリメピリド（アマリール®）錠 1mg 1 日 2 回、1 回 1 錠、朝夕食後

ピオグリタゾン（アクトス®）錠 15mg 1 日 1 回、1 回 1 錠、朝食後

エナラプリル（レニベース®）錠 2.5mg 1 日 1 回、1 回 1 錠、朝食後

フロセミド（ラシックス®）錠 20mg 1 日 1 回、1 回 1 錠、朝食後

[来院時バイタルサイン] JCS 100、呼吸数 28 回 /min、心拍数 112 回 /min、血圧 180 / 120 mmHg

[来院時検査値] 血糖 43mg/dL、HbA1c 6.5%、eGFR 50mL/min/1.73m^2

HbA1c：ヘモグロビン A1c、eGFR：推算糸球体濾過量

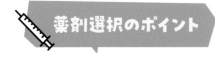
薬剤選択のポイント

はじめに 図1、表1 [2)]

　糖尿病は多くの治療薬が存在しますが、患者に合った薬剤を選択し、安全に治療を継続していく必要があります。ここでは日本糖尿病学会が提唱するアルゴリズム 図1 [2)] に沿って、本患者に適した薬剤の選択を考えてみます。

インスリンの絶対的・相対的適応

いいえ ↓　はい →　インスリン治療

目標 HbA1c 値の決定
「熊本宣言 2013」・「高齢者糖尿病の血糖コントロール目標（HbA1c 値）」を参照

Step1

病態に応じた薬剤選択

非肥満 [インスリン分泌不全を想定]	肥満 [インスリン抵抗性を想定]
DPP-4 阻害薬、ビグアナイド薬、α-グルコシダーゼ阻害薬*、グリニド薬*、SU 薬、SGLT2 阻害薬[†]、GLP-1 受容体作動薬[†]、イメグリミン	ビグアナイド薬、SGLT2 阻害薬、GLP-1 受容体作動薬、DPP-4 阻害薬、チアゾリジン薬、α-グルコシダーゼ阻害薬*、イメグリミン

推奨薬剤は青字で記載
*：食後高血糖改善、†：やせの患者では体重減少に注意

インスリン分泌不全、抵抗性は、糖尿病治療ガイドにある各指標を参考に評価しうる

■日本における肥満／非肥満の定義
肥　満：body mass index 25kg/m² 以上
非肥満：body mass index 25kg/m² 未満

Step2

安全性への配慮
表 1 の考慮する項目で赤に該当するものは避ける

例1）低血糖リスクの高い高齢者には SU 薬、グリニド薬を避ける
例2）腎機能障害合併者にはビグアナイド薬、SU 薬、チアゾリジン薬、グリニド薬を避ける
　　　（高度障害では SU 薬、ビグアナイド薬、チアゾリジン薬は禁忌）
例3）心不全合併者にはビグアナイド薬、チアゾリジン薬を避ける（禁忌）

Step3

Additional benefits を考慮するべき併存疾患

慢性腎臓病*	心不全	心血管疾患
SGLT2 阻害薬[†]、GLP-1 受容体作動薬	SGLT2 阻害薬[†]	SGLT2 阻害薬、GLP-1 受容体作動薬

＊特に顕性腎症、†：一部の薬剤には適応症あり

Step4

考慮すべき患者背景
表 1 の服薬継続率およびコストを参照に薬剤を選択

薬物療法開始後は、およそ3カ月ごとに治療法の再評価と修正を検討する

目標 HbA1c を達成できなかった場合は、病態や合併症に沿った食事療法、運動療法、生活習慣改善を促すと同時に、Step1 に立ち返り、薬剤の追加などを検討する

図1 2 型糖尿病の薬物療法のアルゴリズム（文献 2 より転載）

14 経口血糖降下薬

表1 安全な血糖管理達成のための糖尿病治療薬の血糖降下作用・低血糖リスク・禁忌・服薬継続率・コストのまとめ—日本における初回処方の頻度順の並びで比較（文献2より転載）

考慮する項目	DPP-4阻害薬	ビグアナイド薬	SGLT2阻害薬	SU薬	α-グルコシダーゼ阻害薬
血糖降下作用	中	高（用量依存性あり）	中	高	食後高血糖改善
低血糖リスク（単剤において）	低	低	低	高	低
体重への影響	不変	不変〜減	減	増	不変
腎機能	一部の腎排泄型薬剤では減量要	腎障害例では減量要 重篤な腎機能障害では禁忌	重篤な腎機能障害では効果なし	要注意（低血糖）	
肝機能	ビルダグリプチンは重篤な肝機能障害では禁忌	重篤な肝機能障害では禁忌		重篤な肝機能障害では禁忌	
心血管障害		心筋梗塞など循環動態不安定な症例では禁忌		重症低血糖のリスクに特別な配慮が必要	
心不全	一部の薬剤では心不全リスクを高める可能性あり	禁忌			
服薬継続率	高（特に週1回製剤）	中（消化器症状など）	中（頻尿、性器感染症など）	中（体重増加、低血糖など）	低（服用法、消化器症状など）
コスト	中	低	中〜高	低	中

考慮する項目	チアゾリジン薬	グリニド薬	GLP-1受容体作動薬	イメグリミン
血糖降下作用	中（肥満者では効果大）	食後高血糖改善	高	中
低血糖リスク（単剤において）	低	中	低	低
体重への影響	増	増	減	不変
腎機能	重篤な腎機能障害では禁忌	要注意（低血糖）	エキセナチドは重篤な腎機能障害では禁忌	eGFR45mL/min/1.73m^{2}未満には非推奨
肝機能	重篤な肝機能障害では禁忌	要注意（低血糖）		重度肝機能障害のある患者での臨床試験なし
心血管障害				
心不全	禁忌			
服薬継続率	中（浮腫、体重増加など）	低（服用法、低血糖など）	中（注射、服用法、消化器症状など）	中（消化器症状）
コスト	低	中	高	中

どの薬剤を選択する？

Step1．病態に応じた薬剤選択

　肥満（インスリン抵抗性）か非肥満（インスリン分泌不全）かによって推奨薬剤が異なります。肥満か非肥満かは、body mass index（BMI）で評価します。本患者のBMIは、BMI＝体重(kg)÷｛身長（m)｝^{2}＝76÷1.7^2＝26.3と肥満に該当します。なお、日本においてはBMI 25以上で肥満と定義されます。以上より、ここではビグアナイド薬（メトホルミン）、SGLT2阻害薬（ダパグリフロジン）、GLP-1受容体作動薬、DPP-4阻害薬（シタグリプチン）、チアゾリジン薬、α-グルコシダーゼ阻害薬、**イメグリミン**が候補薬剤となります。

Step2．安全性への配慮

　各薬剤の禁忌事項への該当の有無やこれまでのエピソードを考慮して、より安全な薬剤を選択します。**図1**の例（Step2）に沿って考えてみましょう。

例1）　低血糖リスクの高い高齢者にはSU薬、グリニド薬を避ける
　　　年齢および低血糖を起こした背景から、本患者に該当します。

例2）　腎機能障害合併者にはビグアナイド薬、SU薬、チアゾリジン薬、グリニド薬を避ける
　　　軽度～中等度の腎機能低下（eGFR 50）があるため、本患者に該当します。

例3）　心不全合併者にはビグアナイド薬、チアゾリジン薬を避ける（禁忌）
　　　うっ血性心不全で内服治療中であるため、本患者に該当します。

　本患者は例1）～例3）のすべてに該当しました。そのため、まず常用薬のSU薬（**グリメピリド**）、チアゾリジン薬（**ピオグリタゾン**）は中止を検討します。続いて、Step 1の候補薬剤から例1）～例3）の薬剤を除外します。よってこの段階で、SGLT2阻害薬（**ダパグリフロジン**）、GLP-1受容体作動薬、DPP-4阻害薬（**シタグリプチン**）、α-グルコシダーゼ阻害薬、イメグリミンが候補薬剤となり、本症例の候補であるビグアナイド薬（**メトホルミン**）は除外となります。

Step3．Additional benefitsを考慮するべき併存疾患

　糖尿病治療薬の中でも、SGLT2阻害薬およびGLP-1受容体作動薬は血糖降下作用に

14

経口血糖降下薬

加えて、慢性腎臓病、心血管疾患および心不全に対する有効性が確認されています。慢性腎臓病、心血管疾患では SGLT2 阻害薬、GLP-1 受容体作動薬、心不全では SGLT2 阻害薬が候補となります。本患者は心不全、慢性腎臓病が該当するため、SGLT2 阻害薬（ダパグリフロジン）、GLP-1 受容体作動薬が候補薬剤となり、DPP-4 阻害薬（**シタグリプチン**）は除外します。

Step4. 考慮すべき患者背景（服薬継続率と治療コスト）

服薬継続率

　服薬継続を維持することは糖尿病のコントロールのみではなく、心不全、慢性腎臓病の進展防止にも効果があります。本患者は加齢とともに服薬忘れのエピソードがあり、独居でもあることから、患者本人が自己管理によって確実に服薬を継続できる方法が理想です。

　SGLT2 阻害薬は経口薬、GLP-1 受容体作動薬は自己注射薬ですが、本症例では服薬継続のために、まずは特殊な手技を必要としない経口薬である SGLT2 阻害薬（ダパグリフロジン）から使用を検討します。

治療コスト

　服薬を継続するには必ず費用が発生します。薬剤によっても薬価は異なるため、当然のことながら患者の経済状況を考慮する必要があります。SGLT2 阻害薬と GLP-1 阻害薬とでは、より低コストである SGLT2 阻害薬（ダパグリフロジン）を検討します。

　以上の Step1〜4 の経緯を踏まえて、本症例では SGLT2 阻害薬で、特に慢性心不全と慢性腎臓病に適応を持つ、**ダパグリフロジン**を選択します。

◎ 今回のチョイス

SGLT2 阻害薬であるダパグリフロジン（フォシーガ®）を選択し、10mg 1 日 1 回を服用する。

サマリー

◇ 糖尿病治療薬は、学会が推奨する指針などを参考にしながら適した薬剤を検討する。

◇ 薬剤によっては、血糖降下作用以外の付加的な効果が期待できることに留意する。

MINI COLUMN

SGLT2 阻害薬のダイエット効果

SGLT2 阻害薬は体内の過剰な糖分を尿中に積極的に排出することにより、血糖降下作用を示します。主要エネルギー源である糖を排出、つまり相応するカロリーを消費しているため、この働きにより体重減少の効果が現れます。個々の SGLT2 阻害薬によっても違いはありますが、本剤服用により約 60g/day の糖が尿中に排出されます。糖 1g は 4kcal に相当するため、240kcal/day のエネルギーを消費していることになります。これを 30 日間継続すると 7,200kcal となり、体脂肪 1kg に相当する体重減量が期待できます。一方で、本剤の服用により食欲が増進する可能性が示唆されているため、摂取エネルギーが増加すると、体重減少効果が低下する可能性があります。本剤の十分な効果を期待し、ほかの糖尿病治療と同様に適切な食事指導を併せて実施することが重要です。

14
経口血糖降下薬

引用・参考文献

1) 日本糖尿病学会 ビグアナイド薬の適正使用に関する委員会. メトホルミンの適正使用に関する Recommendation. 2020 年 3 月 18 日改訂. http://www.jds.or.jp/uploads/files/recommendation/metformin.pdf

2) 日本糖尿病学会：コンセンサスステートメント策定に関する委員会. 「2 型糖尿病の薬物療法のアルゴリズム」. 糖尿病. 65 (8), 2022, 419-34.

（田村 亮）

15 抗 MRSA 薬
― 腎機能障害のある、肺炎による敗血症性ショック患者での選択

本稿で取り上げる薬剤

バンコマイシン（塩酸バンコマイシン点滴静注用）

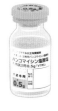

主な適応 バンコマイシンに感性のメチシリン耐性黄色ブドウ球菌（MRSA）、メチシリン耐性コアグラーゼ陰性ブドウ球菌（MRCNS）、ペニシリン耐性肺炎球菌（PRSP）による感染症

禁忌 バンコマイシンに対する過敏症の患者

用法・用量 1日2gを1回0.5g 6時間ごとまたは1回1g 12時間ごとに分割し、それぞれ60分以上かけて点滴静注する

注意点と特徴
・投与量により投与時間を調節する
・薬物血中濃度モニタリング（TDM）対象薬剤である
・腎機能や血中濃度により投与量を調節する

主な副作用 バンコマイシン注入反応（red neck 症候群）、急性腎機能障害、聴覚毒性

薬価 0.5g：1,022円

ダプトマイシン（キュビシン®静注用）

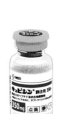

主な適応 MRSAによる感染症

禁忌 ダプトマイシンに対する過敏症の患者

用法・用量 1日1回6mg/kgを24時間ごとに、30分かけて点滴静注または緩徐に静脈内注射

注意点と特徴
・腎機能障害患者では投与間隔を延長する
・肺で不活化されるため肺炎には使用できない
・ブドウ糖を含む希釈液とは配合不適

主な副作用 CK上昇、横紋筋融解症、ミオパチー

薬価 350mg：13,011円

リネゾリド（ザイボックス®注射液）

主な適応 MRSA、バンコマイシン耐性 *enterococcus faecium* による感染症

禁忌 リネゾリドに対する過敏症の患者

用法・用量 成人および12歳以上の小児：1日1,200mgを2回に分け、600mg/回を12時間ごとに30分〜2時間かけて点滴静注する

注意点と特徴 投与期間が2週間を超えると血液毒性、4週間を超えると神経毒性のリスクが増加する

主な副作用 血小板減少症、貧血、末梢神経障害、セロトニン症候群

薬価 600mg：10,627円

CASE

86歳男性。身長163.5cm、体重47.6kg

現病歴 2週間前まで急性硬膜下血腫の加療のためA病院に入院していた。回復期リハビリテーション病院へ転院後、血液ガス分析でPaO₂ 43.2mmHg（room air）と呼吸状態の悪化を認めたため、A病院へ救急搬送された。呼吸苦がある。肺炎による敗血症性ショックの診断となり、各種培養採取後、抗菌薬による加療開始となった

既往歴 左中耳炎、左急性硬膜下血腫、心房細動、高血圧、前立腺がん

アレルギー 特記すべき事項なし

入院前内服薬 シロドシン（ユリーフ®）錠4mg 1回1錠、1日2回、朝夕食後
ビカルタミド（カソデックス®）錠80mg 1回1錠、1日1回、朝食後
リバーロキサバン（イグザレルト®）錠10mg 1回1錠、1日1回、朝食後
フレカイニド（タンボコール®）錠50mg 1回1錠、1日2回、朝夕食後
ベラパミル（ワソラン®）錠40mg 1回1錠、1日3回、毎食後

入院時バイタルサイン GCS E1V1M4、呼吸数18回/min、心拍数100回/min、血圧 91/58mmHg、体温37.0℃、SpO₂ 74%（酸素15L/min リザーバーマスク）

入院時検査値 SCr 1.25mg/dL、BUN 25.5mg/dL、Ccr 28.5mL/min、Lac 5.5mmol/L、WBC 7.6 × 10³/μL、Hb 8.3g/dL、PLT 21 × 10⁴/μL

SCr：血清クレアチニン、BUN：尿素窒素、Ccr：クレアチニンクリアランス、Lac：ラクテート、WBC：白血球、Hb：ヘモグロビン、PLT：血小板

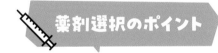 薬剤選択のポイント

はじめに

メチシリン耐性黄色ブドウ球菌（methicillin-resistant *Staphylococcus aureus*；MRSA）は、院内肺炎患者の呼吸器検体から分離される頻度の高い細菌です[1]。院内肺炎では、MRSA感染の危険因子である、①90日以内に抗菌薬の経静脈的投与歴、②黄色ブドウ球菌（*Staphylococcus aureus*）分離株の20％以上がMRSAである施設への入院、③過去のMRSA分離歴が不明、④死亡リスクが高いのいずれかを持つ患者の場合に、推測される原因菌（MRSAを含む）に対する抗菌薬治療が必要となります[2]。今回の症例ではMRSAの分離歴が不明であること、敗血症性ショックをきたし死亡リスクが高いことから、抗MRSA薬の投与開始が検討されます。

15 抗MRSA薬

現在、国内で承認されている抗MRSA薬は、グリコペプチド系薬である**バンコマイシン**および**テイコプラニン**、アミノグリコシド系薬である**アルベカシン**、オキサゾリジノン系薬である**リネゾリド**および**テジゾリド**、環状リポペプチド系薬である**ダプトマイシン**の6薬剤があります。今回はその中から、**バンコマイシン、リネゾリド、ダプトマイシン**の3薬剤を取り上げ、薬理学的・薬物動態学的特徴などから使い分けを検討していきます。

　今回の症例で抗MRSA薬を導入する際に注意すべき点は、肺炎に対する治療であること、腎機能によって用法・用量調節が必要であることです。

どの薬剤を選択する?

ガイドラインによる推奨

　現在、日本のMRSA感染症の治療ガイドラインである『MRSA感染症の治療ガイドライン 改訂版2019』[3]では、呼吸器感染症に対して、**バンコマイシン**（A-I）、**リネゾリド**（A-I）の選択が推奨されています。A-Iはガイドラインの推奨度とエビデンスレベルの設定規準であり、推奨度Aは強く推奨すること、エビデンスレベルIは1件以上の適正なランダム化比較試験から得られたエビデンスが存在することを意味します。また、米国での院内肺炎・人工呼吸器関連肺炎に対する臨床診療ガイドライン『Management of Adults With Hospital-acquired and Ventilator- associated Pneumonia』[2]でも同様に、院内肺炎に対する抗MRSA薬は**バンコマイシン、リネゾリド**が推奨されています。一方で、**ダプトマイシン**は肺炎の治療に推奨されていません。

ダプトマイシン

　ダプトマイシンは、1日1回静脈内注射する薬剤で、殺菌的に作用します。主な副作用にクレアチンキナーゼ（CK）の上昇があり、これは用量依存的に発現頻度が上昇します。**ダプトマイシン**は、体内で代謝をほぼ受けず腎臓から尿中に排泄されるため、腎機能障害患者（Ccr < 30mL/min）では投与間隔を48時間へ延長して投与を行います。**ダプトマイシン**は、MRSAによる敗血症や感染性心内膜炎に用いられ、また皮膚への移行性がよいため、深在性皮膚感染症や外傷、熱傷などに対しても使用されます。しかし呼吸器感染症では、肺胞で産生される肺サーファクタント[*1]と結合し**ダプトマイシン**が不活化され、抗菌活性が失われる[4]ため、院内肺炎や人工呼吸器関連肺炎などの肺

炎に対しては使用されません。したがって、今回の症例では**ダプトマイシン**は選択肢から外れます。

リネゾリド

リネゾリドは肝臓で代謝を受け非活性代謝物が尿に排泄されますが、腎機能障害と血小板減少の発現頻度に相関関係が認められます[5, 6]。血小板減少や貧血、白血球減少症などの血液毒性が認められることがあり、**リネゾリド**の投与期間が2週間を超えると血小板減少や貧血の頻度が高まることが知られています[7]。

またコストの面では、**リネゾリド**の薬価（後発品）は13,424円/day、**バンコマイシン**（後発品）では0.5〜4.0g/dayで使用すると648〜5,992円/dayと、**バンコマイシン**に比べて**リネゾリド**は薬剤費が高額となります。

治療成績の面では、**リネゾリド**と**バンコマイシン**の比較試験が多数報告[8, 9]されていますが、**リネゾリド**の**バンコマイシン**に対する優越性は示されていません[10]。肺炎の場合、一般的な治療期間は7〜10日間ですが、今回の症例では敗血症に対する治療も行うため、少なくとも14日間の治療期間が必要となります。

以上より、治療にかかる薬剤費や副作用の懸念から、本症例では**リネゾリド**は積極的な選択が難しい薬剤となります。

バンコマイシン

バンコマイシンは最も広い適応症を持つ抗MRSA薬です。**バンコマイシン**は**ダプトマイシン**と同様に尿中へ排泄されるため、腎機能に応じた用法・用量調節が必要な薬剤です[3]。腎機能障害を起こしやすい薬剤（例えば、アミノグリコシド系薬剤、**アムホテリシンB**、造影剤、**フロセミド**、非ステロイド性抗炎症薬〔NSAIDs〕など）との併用によって腎機能障害の発現リスクが上昇します[3]。**バンコマイシン**とほかの2剤との違いは、血中濃度を測定し治療薬物モニタリング（TDM）を行うことで、有効性と副作用を考慮した用量や投与間隔の調節が可能な点です。

投与設計には投与直前の血中濃度（トラフ値）をもとに投与量の調節を行っていました。しかし『抗菌薬TDM臨床実践ガイドライン2022』では、有効性と安全性の両方を担保するために、トラフ値から"AUC"[*2]をもとに投与設計を行うこと、と推奨が改定されています。1ポイントでの血中濃度測定でも、ソフトウェアを用いてAUCを予測することはできます。より正確な値を算出するために、トラフ値（投与直前の血中濃度）とピーク値（投与直後の血中濃度）の2ポイントの血中濃度測定をすることがあり、

15
抗MRSA薬

採血するタイミングが大切になります。また、AUC は副作用の面でも活用できます。具体的には、AUC の値が 600 μg・h/mL 以上を示すと、腎機能障害の発現リスクが増加する傾向があるとされています[13]。

　以上のことを踏まえ、今回の症例では**バンコマイシン**の投与量を腎機能に応じて決定し、腎機能障害などの副作用を確認しながら TDM で投与量の調節を検討していきます。

＊1　肺サーファクタント（肺表面活性物質）：Ⅱ型肺胞上皮細胞で産生され、肺胞表面に分泌される。肺胞表面を被覆することで表面張力を低下させ、肺胞虚脱を防ぐ役割を持つ。
＊2　AUC：血中濃度時間曲線下面積。測定した血中濃度から、日本化学療法学会で公開しているソフトウェアなどを用いて予測値を算出する。

◎ 今回のチョイス

腎機能障害などの副作用に注意しつつ、バンコマイシンを使用する。

サマリー

◇今回の症例では肺炎および敗血症に対する抗 MRSA 薬（ダプトマイシン、バンコマイシン、リネゾリド）の選択について検討した。

◇標的臓器や薬物動態学的な観点、危惧される副作用、さらに薬価などの薬剤の特性の面からバンコマイシンの選択とした。

MINI COLUMN

バンコマイシンによるバンコマイシン注入反応（red neck 症候群）

バンコマイシンを急速に投与すると、副作用としてヒスタミン遊離による**バンコマイシン注入反応**が発現することが有名です。バンコマイシン注入反応では、急速な**バンコマイシン**投与によって肥満細胞や好塩基球からヒスタミンが放出され、アナフィラキシー様症状が引き起こされます。顔、首、および上半身への掻痒性の紅斑（発赤）が出現し、症状として脱力感や血管浮腫、血圧低下、頻脈や胸痛または背部痛などを呈することがあります[14]。

投与開始後 4〜10 分で症状が出現し、放出されるヒスタミンの量は**バンコマイシン**の投与量と投与速度に関連しているといわれています。そのため、**バンコマイシン** 1g に対して 60 分以

上かけて投与することが推奨されています[3]。

軽度の紅潮や掻痒感が出現した際には、抗ヒスタミン薬の経口または静脈内投与で対応します。軽度であれば、次回投与再開時に投与時間を延長して再投与が可能との報告もあります[14]。中等度から重度の場合、抗ヒスタミン薬である H_1 受容体遮断薬（**ジフェンヒドラミンなど**）と H_2 受容体遮断薬（**ファモチジンなど**）の両薬剤を静脈内投与し、ほかの抗MRSA薬に変更します。ほかの抗MRSA薬が使用できない場合、**バンコマイシン投与の1時間前に予防的に H_1、H_2 受容体遮断薬を投与する方法もあります**[15]。**バンコマイシン**を投与する際には、バンコマイシン注入反応の徴候と症状を把握し、症状出現時の管理方法に注意する必要があります。

15
抗MRSA薬

引用・参考文献

1) Watanabe, AK. et al. Multicenter survey on hospital-acquired pneumonia and the clinical efficacy of first- line antibiotics in Japan. Intern Med. 47 (4), 2008, 245-54.
2) Kalil, AC. et al. Management of Adults With Hospital-acquired and Ventilator-associated Pneumonia: 2016 Clinical Practice Guidelines by the Infectious Diseases Society of America and the American Thoracic Society. Clin Infect Dis. 63 (5), 2016, e61-e111.
3) 日本化学療法学会/日本感染症学会. MRSA感染症の治療ガイドライン改訂版 2019. https://www.kansensho.or.jp/uploads/files/guidelines/guideline_mrsa_2019revised-booklet.pdf（accessed 2023-07-26）
4) Silverman, JA. et al. Inhibition of daptomycin by pulmonary surfactant: in vitro modeling and clinical impact. J Infect Dis. 191 (12), 2005, 2149-52.
5) Wu, VC. et al. High frequency of linezolid-associated thrombocytopenia and anemia among patients with end-stage renal disease. Clin Infect Dis. 42 (1), 2006, 66-72.
6) Takahashi, Y. et al. Risk factors associated with the development of thrombocytopenia in patients who received linezolid therapy. J Infect Chemother. 17 (3), 2011, 382-7.
7) Hanai, Y. et al. A retrospective study of the risk factors for linezolid-induced thrombocytopenia and anemia. J Infect Chemother. 22 (8), 2016, 536-42.
8) Rubinstein, E. et al. Linezolid (PNU-100766) versus vancomycin in the treatment of hospitalized patients with nosocomial pneumonia: a randomized, double-blind, multicenter study. Clin Infect Dis. 32 (3), 2001, 402-12.
9) Wunderink, RG. et al. Continuation of a randomized, double-blind, multicenter study of linezolid versus vancomycin in the treatment of patients with nosocomial pneumonia. Clin Ther. 25 (3), 2003, 980-92.
10) Wang, Y. et al. Linezolid versus vancomycin for the treatment of suspected methicillin-resistant Staphylococcus aureus nosocomial pneumonia: a systematic review employing meta-analysis. Eur J Clin Pharmacol. 71 (1), 2015, 107-15.
11) Chava net, P. The ZEPHyR study: a randomized comparison of linezolid and vancomycin for MRSA pneumonia. Med Mal Infect. 43 (11-12), 2013, 451-5.
12) Liu, C. et al. Clinical practice guidelines by the infectious diseases society of america for the treatment of methicillin- resistant Staphylococcusaureus infections in adults and children. Clin Infect Dis. 52 (3), 2011, e18-55.
13) Tsutsuura, M. et al.The monitoring of vancomycin: a systematic review and meta-analyses of area under the concentration-time curve-guided dosing and trough-guided dosing. BMC Infect Dis. 21 (1), 2021, 153.
14) Sivagnanam, S. et al. Red man syndrome. Crit Care. 7 (2), 2003, 119-20.
15) Korman, TM. et al. Risk factors for adverse cutaneous reactions associated with intravenous vancomycin. J Antimicrob Chemother. 39 (3), 1997, 371-81.

（宿谷光則）

16

抗真菌薬
― 腎機能障害のある、フェニトイン服用中の カンジダ血症患者での選択

✎ 本稿で取り上げる薬剤

ホスフルコナゾール (プロジフ®静注液)

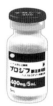

- **主な適応** カンジダ属による真菌血症など
- **禁忌** トリアゾラムなどの禁忌薬剤を投与中の患者、妊婦など
- **用法・用量** 重症または難治性真菌感染症の場合、初日、2 日目は 800mg を 1 日 1 回、以降維持用量として 400mg を 1 日 1 回静注（腎機能に応じて用量調節必要）
- **注意点と特徴** 薬物代謝酵素（CYP）を阻害するため、併用薬の薬効を増強する場合があり、薬物相互作用の確認が必須
- **主な副作用** QT 延長、肝障害など
- **薬価** 100mg：3,317 円、200mg：6,079 円、400mg：10,338 円

ミカファンギン (ファンガード®点滴用)

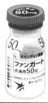

- **主な適応** カンジダ属による真菌血症など
- **禁忌** 本剤成分に過敏症の既往のある患者
- **用法・用量** 100〜150mg を 1 日 1 回点滴静注
- **注意点と特徴** 硝子体への移行性が悪く、カンジダ眼内炎の際にはほかの薬剤を選択する
- **主な副作用** 肝機能障害、血液障害など
- **薬価** 25mg：1,976 円、50mg：3,373 円、75mg：4,990 円

アムホテリシン B 製剤 (アムビゾーム®点滴静注用)

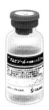

- **主な適応** カンジダ属による真菌血症、アスペルギルス属による呼吸器真菌症など
- **禁忌** 白血球を輸注中の患者、本剤成分に過敏症の既往のある患者
- **用法・用量** 〈真菌感染症〉2.5〜5mg/kg を 1 日 1 回、1〜2 時間以上かけて点滴静注
- **注意点と特徴** 溶解には注射用水、希釈液には 5%ブドウ糖液を用いる（生理食塩液と混合すると沈殿を生じる）。また、大豆由来の添加物を使用しており、大豆アレルギーのある患者には注意が必要
- **主な副作用** 腎障害、低カリウム血症などの電解質異常など
- **薬価** 50mg：7,647 円

📷 CASE

50 歳女性。身長 165cm、体重 55kg

現病歴 潰瘍性大腸炎で在宅中心静脈栄養管理されている。中心静脈カテーテルを使用後、39℃台の発熱あり。定期外来受診時に顔面不良、ふらつき著明で全身状態不良のため入院となった。カテーテル関連血流感染症を疑い抗菌薬が開始されたが、抗菌薬開始 3 日目に血液培養よりカンジダ属が分離され、抗真菌薬の開始が検討された。

既往歴　潰瘍性大腸炎、慢性腎臓病、頭部外傷、症候性てんかん

アレルギー　特記すべき事項なし

入院前内服薬

ラベプラゾール錠10mg 1回1錠、1日1回、朝食後

ラクトミン・糖化菌（ビオフェルミン®）配合散（1g/包）1回3包、1日3回、毎食後

ロペラミド錠1mg 1回1錠、1日2回、朝夕食後

フェニトイン錠100mg 1回1錠、1日2回、朝夕食後

バイタルサイン　呼吸数25回/min、脈拍113回/min、血圧72/54mmHg、体温35.8℃、SpO₂99%（room air）

検査値　SCr 5.3mg/dL

SCr：血清クレアチニン

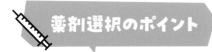

薬剤選択のポイント

はじめに

　まずカンジダ属とは、口腔などに常在する酵母であり、病巣から直接、無菌的に採取した検体でカンジダ属を分離・同定することでカンジダ症と診断されます[1]。血液からカンジダ属が分離された場合は、カンジダ血症といい、カテーテル関連血流感染症や腹腔内感染症で重要な真菌感染症になります。カンジダ血症は死亡率の高い感染症であり、抗真菌薬治療の開始が遅れるほど死亡率が高いことが報告されています[2~4]。またカンジダ血症は眼内炎を合併しやすく、視力低下や場合によっては失明に至る可能性もあります[5]。

　よってカンジダ血症が疑われる場合には、早期の抗真菌薬の開始が重要となります。

カンジダ血症に対する抗真菌薬の特徴

　カンジダ血症に対する抗真菌薬は大きくアゾール系、キャンディン系、アムホテリシンB製剤の3つに分類されます。それぞれの特徴を確認していきましょう。

　各抗真菌薬の真菌の菌種別スペクトラムは、表1を参照してください。

アゾール系抗真菌薬

ホスフルコナゾール

　アゾール系抗真菌薬は、真菌細胞の膜成分で、真菌にしかないエルゴステロール生合成を抑制することにより、抗真菌作用を示します。主に**ホスフルコナゾール**（フルコナゾールの前駆体）や**イトラコナゾール**、**ボリコナゾール**が使用されます。アゾール系抗真菌薬の特徴は、肝酵素（CYP）を阻害するため相互作用が多い点です。例えば**ホスフルコナゾール**は、抗凝固薬である**ワルファリン**や脂質異常症治療薬である HMG-CoA 還元酵素阻害薬、抗てんかん薬など多数の薬剤と併用注意となっているため、使用する際には必ず相互作用について確認する必要があります。また腎臓から約80%排泄されるため、腎機能障害がある場合には投与量の調節が必要となります。

キャンディン系抗真菌薬

ミカファンギン

　キャンディン系抗真菌薬は、真菌細胞壁の主要構成成分の生合成を阻害し、抗真菌作用を示します。ヒトの細胞にはない細胞壁に作用するため、重篤な副作用が少ないという特徴があります。国内には**ミカファンギン**と**カスポファンギン**がありますが、今回は**ミカファンギン**を例に挙げます。**ミカファンギン**は、アゾール系抗真菌薬と違ってCYPへの影響が少ないため、相互作用が少ない薬剤になります。腎機能障害時に減量の必要がなく、透析患者にも常用量で使用できます。カンジダ症のガイドラインでは、国内と米国どちらもキャンディン系がアゾール系よりも相互作用や副作用が少ないことや、**フルコナゾール**耐性カンジダ属が増加していることなどから、多くの場合初期治療としてキャンディン系が第一選択薬として推奨されています[6, 7]。

表1 各抗真菌薬の真菌の菌種別スペクトラム

真菌の菌種		ホスフルコナゾール（アゾール系）	ミカファンギン（キャンディン系）	アムホテリシン B（リポソーム製剤）
Candida species	albicans	+	+	+
	glabrata	±	+	+
	krusei	−	+	+
	parapsilosis	+	±	+
Aspergillus species			+	+
Cryptococcus neoformans			−	+

アムホテリシンB製剤

　アムホテリシンB製剤は、真菌細胞膜のエルゴステロールに直接作用し、細胞質成分を漏出させることで抗真菌作用を示します。しかし動物細胞膜の主要脂質成分であるコレステロールに対しても、親和性は低いものの結合し、細胞傷害性を示すため、腎毒性や低カリウム、低マグネシウムなどの電解質異常、発熱、悪寒など多様な副作用を発現します。現在汎用されている**アムホテリシンB**リポソーム製剤は、これらの副作用を軽減させた製剤になりますが、カンジダ血症では副作用のリスクからアゾール系やキャンディン系が使用できない場合に推奨されています[6, 7]。

どの薬剤を選択する？

　今回の症例は、中心静脈カテーテルによるカンジダ血症と診断されました。前述した各抗真菌薬の特徴と患者背景を踏まえて、薬物選択について考えてみましょう。

　まず症候性てんかんに対して服用している**フェニトイン**は、**ホスフルコナゾール**と併用することで**フェニトイン**の代謝酵素である CYP2C9 が阻害され、**フェニトイン**の血中濃度が上昇し、傾眠傾向や眼振、重篤な場合には意識障害や呼吸障害などの副作用が発現する可能性があります。そのため**ホスフルコナゾール**は、相互作用の点から使用しづらい薬剤になります。

　アムホテリシンBリポソーム製剤は、腎毒性や電解質異常のリスクが高く、血清クレアチニン値（SCr）5.3mg/dL という患者背景から、さらなる腎機能増悪や電解質異常の可能性が高くなるため、積極的には使用できません。

　ミカファンギンは、内服薬との相互作用はなく、腎機能障害時でも使用できる薬剤のため、治療の選択肢となります。また、ガイドラインでもカンジダ血症に対してキャンディン系が第一選択薬として推奨されていることからも、**ミカファンギン**の投与が望ましいと考えられます。以上より、今回の症例には**ミカファンギン**を選択します。

> ◎ **今回のチョイス**
>
> 内服薬との相互作用がなく、腎毒性のリスクもない、ミカファンギンをカンジダ血症に対して使用する。

16

抗真菌薬

サマリー

◇ 抗真菌薬を選択する際には、ガイドラインの推奨に加えて、想定される菌種や、薬物相互作用、腎機能などを確認する。

◇ 眼内炎を合併している場合には、抗真菌薬の移行性に注意する。

◇◇◇◇◇ (MINI COLUMN) ◇◇◇◇◇

カンジダ眼内炎

カンジダ眼内炎はカンジダ属の血行性転移により生じる真菌性眼内炎で、カンジダ血症の32%に眼病変が合併しているという報告があります[5]。近年では早期診断と早期治療開始により重症化した眼内炎の発生頻度は減少しており、カンジダ血症診断後直ちに抗真菌薬を開始した場合の発生頻度は、脈絡網膜炎では2～9%、眼内炎で1～2%と報告されています[8,9]。よってカンジダ眼内炎に進展させないためにも、抗真菌薬の早期開始が重要となります。

カンジダ眼内炎に対する抗真菌薬の選択で重要なことは、硝子体への移行性です。**フルコナゾール、ミカファンギン、アムホテリシン B** リポソーム製剤の硝子体への移行は、それぞれ28～75%、0%、0～38%で、**ミカファンギン**は硝子体へ移行しないことがわかります[10]。眼内炎と診断された場合には、カンジダ属の菌種や前述した抗真菌薬の特徴を加味して**フルコナゾール**または**アムホテリシン B** リポソーム製剤による治療が必要となります。

もう一つカンジダ眼内炎で重要なことは治療期間で、ガイドラインでは最低4～6週間と長期間に及ぶことです。病巣の改善度合いによってはさらに長期となります[6,7]。このように抗真菌薬の眼内への移行がよくないことや治療期間が長期になることからも、カンジダ血症を疑った場合には早期の抗真菌薬の開始が重要です。

引用・参考文献

1) 日本医真菌学会. 侵襲性カンジダ症の診断・治療ガイドライン. 2013.
2) Wisplinghoff, H. et al. Nosocomial bloodstream infections in US hospitals: analysis of 24, 179 cases from a prospective nationwide surveillance study. Clin Infect Dis. 39 (3), 2004, 309-17.
3) Lortholary, O. et al. Worrisome trends in incidence and mortality of candidemia in intensive care units (Paris area, 2002-2010). Intensive Care Med. 40 (9), 2014, 1303-12.
4) Bassetti, M. et al. A multicenter study of septic shock due to candidemia: outcomes and predictors of mortality. Intensive Care Med. 40 (6), 2014, 839-45.
5) Krishna, R. et al. Should all patients with candidaemia have an ophthalmic examination to rule out ocular candidiasis? Eye. 14 (Pt1), 2000, 30-4.
6) 深在性真菌症のガイドライン作成委員会編. 深在性真菌症の診断・治療ガイドライン 2014. 東京, 協和企画, 2014, 261p.
7) Pappas, PG. et al. Clinical Practice Guideline for the Management of Candidiasis: 2016 Update by the Infectious Diseases Society of America. Clin Infect Dis. 62 (4), 2016, e1-50.
8) Oude Lashof, AM. et al. Ocular manifestations of candidemia. Clin Infect Dis. 53 (3), 2011, 262-8.
9) Dozier, CC, et al. Fungal eye disease at a tertiary care center:the utility of routine inpatient consultation. Ophthalmology. 118 (8), 2011, 1671-6.
10) Elizabeth, S. et al. Pharmacology of Systemic Antifungal Agents. Clin Infect Dis. 43 (Suppl1), 2006, S28-39.

（小野寺夕貴、髙木 奏）

17 抗凝固薬
― 内科系疾患入院患者におけるDVT予防としての選択

 本稿で取り上げる薬剤

ヘパリンカルシウム（ヘパリンカルシウム皮下注）

主な適応 血栓塞栓症の治療および予防

禁忌 なし

用法・用量
＜静脈血栓症の予防＞ 5,000 単位 12 時間ごとに皮下注射（5,000 単位を 1 日 2 回または 1 日 3 回[1]）

注意点と特徴 一般的に予防量においては、活性化部分トロンボプラスチン時間（APTT）延長は起こらない。拮抗薬はプロタミン硫酸塩

主な副作用 出血、ヘパリン起因性血小板減少症（HIT）

薬価 5,000 単位 / 0.2mL：465 円

エノキサパリンナトリウム（クレキサン®皮下注キット）

主な適応
・下肢整形外科手術施行患者における静脈血栓塞栓症の発症抑制
・静脈血栓塞栓症の発症リスクの高い、腹部手術施行患者における静脈血栓塞栓症の発症抑制

禁忌 出血している患者、急性細菌性心内膜炎患者、Ccr ＜ 30mL/min の患者、HIT の既往のある患者

用法・用量 1 回 2,000 IU を 12 時間ごとに 1 日 2 回連日皮下注射

注意点と特徴 Ccr 30〜50mL/min では、出血リスクに応じて 2,000 IU 1 日 1 回へ減量考慮、Ccr ＜ 30mL/min では禁忌。拮抗薬はプロタミン硫酸塩（最大 60％ 中和）

主な副作用 出血、HIT

薬価 2,000 IU/0.2mL：895 円

エドキサバン（リクシアナ®OD 錠）

主な適応
①非弁膜症性心房細動患者における虚血性脳卒中および全身性塞栓症の発症抑制
②静脈血栓塞栓症の治療および再発抑制
③下肢整形外科手術施行患者における静脈血栓塞栓症の発症抑制

禁忌
出血している患者
適応①および②：Ccr ＜ 15mL/min の患者、凝血異常を伴う肝疾患の患者
適応③：Ccr ＜ 30mL/min の患者

用法・用量
適応①および②：60mg を 1 日 1 回
　※以下のうち 1 項目以上に該当する場合は 30mg に減量
　・体重 60kg 以下
　・P 糖蛋白阻害薬（キニジン、ベラパミル）の併用
　・15 ≦ Ccr ＜ 30mL/min
　※適応①では、高齢の患者で出血リスクを考慮して 15mg へ減量可能
適応③：30mg を 1 日 1 回
　※ P 糖蛋白阻害薬の併用、30 ≦ Ccr ＜ 50mL/min では 15mg へ減量

注意点と特徴 腎機能により投与量の調節が必要（上記参照）。P 糖蛋白の基質であるため、その阻害薬や誘導薬との併用に注意。拮抗薬はオンデキサ®静注用
主な副作用 出血
薬価 15mg：224.70 円、30mg：411.30 円、60mg：416.80 円

CASE

84 歳女性。身長 158cm、体重 45kg

現病歴 インフルエンザ A 型に感染した親戚と濃厚接触。その後から活気不良があり、ADL の低下を認めていたが、病院を受診せず様子をみていた。来院 3 日前から食欲が低下し、飲水含めて食事をとれなくなった。倦怠感がある。症状が増悪傾向だったため、救急要請

既往歴 心肥大

アレルギー 特記すべき事項なし

入院前内服薬

フロセミド錠 40mg　1 回 1 錠、1 日 1 回、朝食後

スピロノラクトン錠 25mg　1 回 1 錠、1 日 1 回、朝食後

来院時バイタルサイン GCS E3V2M5、呼吸数 30 回 /min、心拍数 182 回 /min、血圧 129/93mmHg、体温 36.9℃、SpO₂ 85%（room air）

検査値（Day 8） SCr 2.48mg/dL、BUN 84.5mg/dL、T-Bil 2.1mg/dL、AST 59U/L、ALT 138U/L、ALP 525U/mL、γ-GTP 280U/L、PLT 90 × 10³/μL、INR 1.23、aPTT 34.5sec

経過 入院後インフルエンザ A 型陽性となり、血液培養、痰培養から *Streptococcus pneumoniae* が検出され、肺炎球菌性肺炎として治療を開始した。また、敗血症性ショックになったため、セフォタキシムで治療しカテコラミンは off となり、ショックからは離脱。DIC（播種性血管内凝固症候群）が原因と考えられる凝固異常は改善傾向（Day 8）のため、DVT（deep vein thrombosis：深部静脈血栓症）予防として抗凝固薬投与の開始を検討している。

SCr：血清クレアチニン、BUN：尿素窒素、T-Bil：総ビリルビン、
AST：アスパラギン酸アミノトランスフェラーゼ、ALT：アラニンアミノトランスアミナーゼ、
ALP：アルカリホスファターゼ、γ-GTP：ガンマ - グルタミルトランスフェラーゼ、
PLT：血小板、INR：国際標準比、aPTT：活性化部分トロンボプラスチン時間

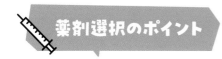

はじめに

VTE のリスク要因

　静脈血栓塞栓症（venous thromboembolism；VTE）は、ICU 在室日数の延長だけではなく、肺塞栓などによる死亡率の上昇とも関連しているといわれています[2]。集中治療の患者においてヘパリンカルシウムによる予防なしでは、重症病態における DVT の頻度は 13〜31%、肺塞栓症（pulmonary embolism；PE）の頻度は 7〜27% と、これらが高頻度で起きることがわかっています[3]。VTE のエビデンスは、内科系疾患、非整形外科手術の術後、整形外科領域の術後（大腿骨頸部骨折術後、人工股関節置換術後、人工膝関節置換術後など）、妊婦などの患者群に大別されます。本症例は、術後ではなく妊婦でもないため、内科系疾患における DVT 予防について考えていきます。

内科系疾患入院患者の VTE のリスク評価

　内科系の患者における VTE のリスク評価には確立されたものはありませんが、リスク評価の一つの目安として Padua Prediction Score があります **表1**[4]。

表1 **Padua Prediction Score 内科系入院患者の VTE のリスク評価**（文献 4 より作成）

リスク要因	スコア（点）
がん	3
VTE の既往歴	3
不動（ベッド上安静など）	3
血栓性素因（プロテイン C 欠乏など）	3
過去 1 カ月の外傷や手術	2
高齢（70 歳以上）	1
心不全や呼吸不全	1
急性心筋梗塞やリウマチ疾患	1
肥満（BMI 30 以上）	1
ホルモン治療	1

合計点で評価する。4 点以上は高リスク。

17
抗凝固薬

本症例のリスク要因は不動（3点）・高齢（1点）・呼吸不全（1点）が当てはまり、スコアは計5点となるため、VTEの高リスクと評価されます。このVTEスコアでは、何点以上でVTEの予防をしたほうがよいなどの推奨は特にありませんが、高リスクであるためVTEの予防を考慮します。2012年のACCPのAntithrombotic Therapy and Prevention of Thrombosisのガイドラインでは、VTEの高リスク患者に対しては、抗凝固薬の投与が推奨されています[1]。一方、出血リスクの高い患者は、間欠的空気圧迫法（intermittent pneumatic compression；IPC）などの非薬理学的予防法が提案されています[1]。

　本症例では、高齢であることが出血リスクになりえますが、DICによる凝固異常は改善されてきており、INR、aPTTともに正常値に近い値を示しています。PLT（血小板数）も軽度低値ですが、出血を懸念するほどの値ではありません。そのため、本症例では抗凝固薬の投与を開始します。

どの薬剤を選択する？

DVT 予防に対する DOAC のエビデンス

エドキサバン

　前述の診療ガイドラインでは、抗凝固薬として未分画ヘパリン（**ヘパリンカルシウム**など）、低分子量ヘパリン（**エノキサパリン**など）が推奨されてます（1B）[1]。ただし近年直接経口抗凝固薬（direct oral anticoagulation；DOAC）が次々に開発されているため、DOACの使用も考慮に入れて、抗凝固薬の選択を考える必要があります。近年行われたADOPT試験では、心不全あるいは呼吸不全と1つのVTEのリスクがある40歳以上で3日以上急性期治療で入院している患者に対して、DOACの**アピキサバンと**低分子量ヘパリンの**エノキサパリンを**比較しました[5]。VTEの複合エンドポイントでは、**アピキサバン**は1.7%、**エノキサパリン**は1.6%（p＝0.82）と有意差はありませんでした。しかしDOACのDVT予防に対するエビデンスの多くは、整形外科領域の術後のエビデンスであり、今回選択肢に挙げている**エドキサバン**も例外ではなく、日本での効能・効果は「膝関節全置換術、股関節全置換術、股関節骨折手術施行患者におけるVTEの発症抑制」に限られています。本症例では、現時点で急性期の内科系疾患におけるエビデンスは乏しく、保険適用でもないDOACの**エドキサバン**の使用は推奨されません。

保険適用か

エノキサパリン

　エノキサパリンは低分子量ヘパリンであり、前述の診療ガイドラインにおいても、未分画ヘパリンと同様に急性期の内科系疾患患者に対して推奨されています[1]。しかしながら、推奨されている投与量は40mg（4,000 IUに相当）皮下注1日1回と、日本の保険適用量である2,000 IU皮下注12時間ごとに1日2回と異なることや、日本での保険適用が「股関節全置換術、膝関節全置換術、股関節骨折手術」と「腹部手術」の施行患者におけるVTEの発症抑制に限定されているため、本症例では**エノキサパリン**の使用は推奨されません。

腎排泄か

エドキサバン、エノキサパリン

　また、本症例では急性腎障害（acute kidney injury；AKI）を発症し、現時点でのCcrは12mL/minと**エドキサバン**、**エノキサパリン**ともに添付文書上禁忌となります。DOACや低分子量ヘパリンはどちらも腎排泄の割合が高く、腎障害時には投与禁忌あるいは投与量減量が必要となりますので注意しましょう。

　今回は術後の症例ではないことに加え、AKIを発症しエドキサバン、エノキサパリンともに禁忌に該当することから、ヘパリンカルシウム皮下注を選択します。

> ◎ **今回のチョイス**
>
> 過去のエビデンス、AKIの発症、保険適用などを考慮して、ヘパリンカルシウム皮下注1回5,000単位を12時間ごとに投与することが推奨されます。

17
抗凝固薬

サマリー

◇ ICU 患者は VTE の発症頻度が高く、ルーチンでの VTE リスク評価が推奨される。

◇ VTE 予防に使用する抗凝固薬は、保険適用や腎機能などに応じて適切な薬剤を選択する。

・・・・・・・・・・・・・・・・・・・・・・・・・ MINI COLUMN ・・・・・・・・・・・・・・・・・・・・・・・・・

低体重でのヘパリンカルシウム皮下注の投与量

前述のガイドライン[1]では、**ヘパリンカルシウム皮下注**の投与量は、1 回 5,000 単位を 12 時間ごとあるいは 8 時間ごとと推奨されています。日本の添付文書には、1 回 5,000 単位を 12 時間ごとに皮下注で投与と記載があります。

日本の高齢者では、50kg 未満などの低体重患者が多くみられ、投与頻度を多くすることでリスクが増すことが懸念されます。Carter らは、50kg 以下の集中治療管理の患者に対して、5,000 単位 1 日 3 回を減量した場合の VTE や出血の頻度を比較しました[6]。減量方法は、5,000 単位 1 日 2 回、2,500 単位 1 日 3 回、2,500 単位 1 日 2 回とさまざまですが、VTE の頻度は有意差がなく、出血の頻度は 5,000 単位 1 日 3 回で有意に高かったという結果でした。この試験は後ろ向きコホート試験のため、さまざまな減量方法で行われており、どの減量方法が最も適切なのかは明らかにされていません。さらに、この試験での平均体重は 48kg 前後と比較的 50kg に近い体重のため、40kg 未満という低体重時にどの投与量にするかは結論が得られていません。

一般的に**ヘパリンカルシウム皮下注**の予防量では、aPTT が延長することはないため、低体重患者に投与して aPTT が延長した場合には、注意が必要だと考えられます。

引用・参考文献

1) Kahn, SR. et al. Prevention of VTE in nonsurgical patients: Antithrombotic Therapy and Prevention of Thrombosis, 9th ed. American College of Chest Physicians Evidence-Based Clinical Practice Guidelines. Chest. 141 (2 Suppl), 2012, e195S-e226S.
2) Geerts, W. et al. Prevention of venous thromboembolism in the ICU. Chest. 124 (6 Suppl), 2003, 357S-63S.
3) Geerts, W. et al. Venous thromboembolism and its prevention in critical care. J Crit Care. 17 (2), 2002, 95-104.
4) Barbar, S. et al. A risk assessment model for the identification of hospitalized medical patients at risk for venous thromboembolism: the Padua Prediction Score. J Thromb Haemost. 8 (11), 2010, 2450-7.
5) Goldhaber, SZ. et al. Apixaban versus enoxaparin for thromboprophylaxis in medically ill patients. N Engl J Med. 365 (23), 2011, 2167-77.
6) Carter, C. et al. Clinical Experience With Pharmacological Venous Thromboembolism Prophylaxis in the Underweight and Critically Ill. Ann Pharmacotherapy. 50 (10), 2016, 832-9.

（前田幹広、坂本華穂）

18 ストレス潰瘍予防薬

― 出血リスクの高い、肝機能・腎機能障害患者での選択

本稿で取り上げる薬剤

オメプラゾール（オメプラゾン®錠・オメプラール®錠・オメプラゾール腸溶錠・オメプラゾール注用）

主な適応 出血を伴う胃潰瘍、十二指腸潰瘍、急性ストレス潰瘍および急性胃粘膜病変

禁忌 抗 HIV 薬であるアタザナビル（レイアタッツ®）・リルピビリン（エジュラント®）を投与中の患者

用法・用量
注射薬：1 回 20mg を 1 日 2 回、点滴静注もしくは緩徐に静脈注射
内服薬：1 日 1 回 20mg

注意点と特徴
注射薬：
・生理食塩液または 5% ブドウ糖注射液以外との混合注射は避ける
・他剤の輸液経路を用いて側管から投与する場合は、他剤の注入を休止し、本剤を投与する
　前後に生理食塩液または 5% ブドウ糖注射液でフラッシュする
・点滴静注の際は、100mL 以下の生理食塩液または 5% ブドウ糖注射液で溶解
・静脈注射の際は、20mg あたり 20mL の生理食塩液または 5% ブドウ糖注射液に溶解
内服薬：
・粉砕不可[1]
・簡易懸濁による投与は、管の先端が腸（胃より下部）である場合のみ可能[2]

主な副作用
急性腎障害、*Clostridioides（Clostridium）difficile* 感染症（CDI）、肺炎、血小板数減少

薬価
注射薬 20mg/ バイアル：288 円
内服薬 10mg 錠：16.40 円、20mg 錠：25.20 円

ファモチジン（ガスター®注射液・錠・散）

主な適応 上部消化管出血、侵襲ストレス（手術後に集中管理を必要とする大手術、集中治療を必要とする脳血管障害・頭部外傷・多臓器不全・広範囲熱傷）による上部消化管出血の抑制

用法・用量
注射薬：通常、成人には 1 回 20mg を 1 日 2 回（12 時間ごと）緩徐に静脈注射、または
　　輸液に混合して点滴静注、または 1 回 20mg を 1 日 2 回（12 時間ごと）筋肉内投与
　　静脈注射の場合は、生理食塩液もしくは 5%ブドウ糖液 20mL に希釈する
内服薬：1 回 20mg を 1 日 2 回

注意点と特徴
腎機能に応じて減量が必要となる 表1

主な副作用 CDI、肺炎、中枢神経症状（せん妄、幻覚、見当識障害、痙攣など）

薬価
注射薬 10mg/ アンプル：136.00 円、20mg/アンプル：158.00 円
内服薬 10mg 錠：15.50 円、20mg 錠：18.20 円

表1 **1 回 20mg1 日 2 回投与を基準とする場合**（文献 3 より作成）

Ccr (mL/min)	投与法
Ccr ≧ 60	1 回 20mg　1 日 2 回
60 > Ccr > 30	1 回 20mg　1 日 1 回、1 回 10mg 1 日 2 回
30 ≧ Ccr	1 回 10mg　2 日に 1 回、1 回 5mg 1 日 1 回
透析患者	1 回 10mg　透析後 1 回、1 回 5mg 1 日 1 回

スクラルファート（アルサルミン®細粒・アルサルミン®内用液）

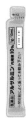

- **主な適応**　（保険適用外）ストレス潰瘍予防
- **用法・用量**　1回1gを1日3〜4回
- **禁忌**　透析療法中の患者
- **注意点と特徴**
  - ・注射薬がない
  - ・ニューキノロン系抗菌薬やテトラサイクリン系抗菌薬などほかの薬剤の吸収を阻害する
  - ・胃内の pH に影響を及ぼさないため、CDI のリスクを上昇させない[4]
- **副作用**　アルミニウム脳症、低リン血症
- **薬価**　細粒 90% / 1g：6.50 円、内用液 10% / 1mL：2.20 円

CASE

68 歳男性。175cm、60kg

現病歴　1 週間前から倦怠感、左背部痛があり、3 日前から食事摂取量が著明に低下してきた。体動困難となり、救急要請があり搬送となった。CT 上、左尿管結石、水腎症を認め、結石性腎盂腎炎、敗血症性ショックの診断となる。全身麻酔下で経尿道的左尿管ステント留置術を行い、術後 ICU へ挿管帰室となった。

既往歴　肝硬変（Child-Pugh 分類：grade C）、慢性腎不全（G3a）、高血圧

アレルギー　なし

入院前内服薬

ウルソデオキシコール酸錠 100mg 1回1錠、1日3回、毎食後

フロセミド錠 20mg 1回1錠、1日1回、朝食後

スピロノラクトン錠 25mg 1回1錠、1日1回、朝食後

イソロイシン・ロイシン・バリン（リックル®配合）4.74g 顆粒 1回1包、1日2回、朝・夕食後

人工呼吸器　機種 HAMILTON-C1、モード ASV、設定 FiO_2 0.30、PEEP 5 cmH2O、%MV 120

ICU 入室時バイタルサイン　呼吸数 18 回 /min、心拍数 93 回 /min（洞性頻脈）、血圧 103 / 50mmHg（MAP 68mmHg）、体温 37.6℃

ICU 入室時検査値

T-Bil 3.4mg/dL、AST 84U/L、ALT 32U/L、Scr 8.12mg/dL、血小板 5.5×10^4/μL、D ダイマー 26.9μg/mL、フィブリノーゲン 420mg/dL、PT-INR 8.84、AT-Ⅲ 31 %、CRP 20.89mg/dL、WBC 65.6×10^3/μL、NH3 182μg/dL

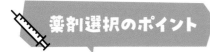

入室時投与薬剤

乳酸リンゲル液 50mL/h、持続静注

ノルアドレナリン（ノルアドレナリン®）注 0.12µg/kg/min、持続静注

合成バソプレシン（ピトレシン®）注射液 0.03 単位 /min、持続静注

フェンタニル（フェンタニル）注射液 0.05µg/kg/h、持続静注

プロポフォール（プロポフォール）静注 0.15mg/kg/h、持続静注

薬剤選択のポイント

はじめに

ストレス潰瘍と予防

　ICU に入室する重症患者は侵襲状態にあり、高度なストレスにさらされています。このストレスに関連した消化管の粘膜障害により生じる消化性潰瘍が、ストレス潰瘍です。ストレス潰瘍による消化管出血やそれに伴う出血性ショックから、入院期間の延長や死亡率の上昇が生じるため[5]、適切な「予防」、いわゆるストレス潰瘍予防（stress ulcer prophylaxis：SUP）が求められます。SUP では、本稿で取り上げる胃酸分泌抑制薬（ストレス潰瘍予防薬）である、**オメプラゾール**などのプロトンポンプ阻害薬（proton pump inhibitor：PPI）、**ファモチジン**などのヒスタミン H_2 受容体拮抗薬（histamine H_2 receptor antagonist：H_2RA）、**スクラルファート**を使用しますが、薬剤投与には益と害が存在するため、SUP を実施する際は、ストレス潰瘍の危険因子を評価し、適応を確認するなど、必要性を考慮しなければなりません。SUP を開始する一つの基準として、BMJ Rapid Recommendations 臨床診療ガイドライン[6]があります 図1。

どの薬剤を選択する？

SUP の必要性

　本症例は、経腸栄養のない人工呼吸管理、慢性肝障害、血液凝固異常など、ストレス

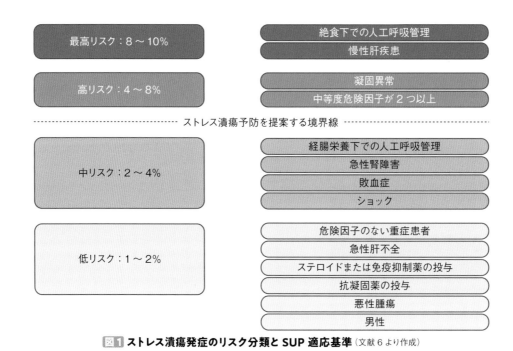

最高リスク：8～10%	絶食下での人工呼吸管理
	慢性肝疾患
高リスク：4～8%	凝固異常
	中等度危険因子が2つ以上

-------------------- ストレス潰瘍予防を提案する境界線 --------------------

中リスク：2～4%	経腸栄養下での人工呼吸管理
	急性腎障害
	敗血症
	ショック
低リスク：1～2%	危険因子のない重症患者
	急性肝不全
	ステロイドまたは免疫抑制薬の投与
	抗凝固薬の投与
	悪性腫瘍
	男性

図1 ストレス潰瘍発症のリスク分類と SUP 適応基準（文献6より作成）

潰瘍の危険因子があるため、SUP を行います。

剤形

本症例は血行動態が不安定であり、注射薬での投与が必要となります。そのため候補として挙げられる薬剤は、**ファモチジン**もしくは**オメプラゾール**になります。

有効性

ファモチジン（H₂RA）

ICU 入室患者を対象に H$_2$RA による SUP の効果を評価したメタ解析では、プラセボ群や SUP 未実施群と比較して、H$_2$RA 群で臨床的重大な出血および顕在性消化管出血が有意に減少しました[7~10]。一方で、H$_2$RA は早い場合、72 時間で耐性を生じることが報告されています[11]。

オメプラゾール（PPI）

ICU 入室患者を対象に PPI による SUP の効果を評価したメタ解析では、プラセボ群と比較して PPI 群で、顕在性消化管出血が有意に減少しました[7~9]。臨床的重大な出血の危険因子を1つ以上有する ICU 患者を対象とした RCT では、本稿で取り上げた**オメプラゾール**とは別の PPI である pantoprazole（国内未承認）投与群で、プラセボ群と

比較して臨床的重大な出血が有意に減少しました[12]。

スクラルファート

スクラルファートはプラセボおよび SUP なしと比較した場合の予防効果はありますが[7]、PPI や H$_2$RA のほうが消化管出血の予防効果は高いです[6]。

PPI と H$_2$RA

ICU に入室している人工呼吸管理中の患者を対象とした RCT において、臨床的重大な上部消化管出血の発生率は PPI 群 1.3%、H$_2$RA 群 1.8% と PPI 群で有意に減少しました（リスク比：0.73〔95%CI：0.57〜0.92〕）[13]。また、2020 年の BMJ Rapid Recommendations 臨床診療ガイドライン[6]では、特に出血リスクの高い患者に対しては PPI を推奨しています。

本症例では重症度が高く、72 時間以上の使用が予想されることや消化管出血のリスクが高いことから、有効性の観点では**オメプラゾール**の使用が望ましいと考えられます。

安全性

感染症

ストレス潰瘍の予防に使用する胃酸分泌抑制薬の副作用としては、CDI、肺炎などが指摘されています。これは、薬剤によって胃酸の分泌が抑制されることにより胃内の pH が上昇し、消化管の細菌叢が変化することで病原菌の定着を促し、感染症の発症リスクが上がるからです[14, 15]。

スクラルファートは胃内の pH を変化させないので感染症の発症リスクに影響を及ぼしません[4]。PPI と H$_2$RA に関しては、長期使用による CDI および肺炎の発症リスク上昇が報告されていますが、ICU 入室患者を対象としたメタ解析では、SUP と肺炎および CDI の関連は示されませんでした[16]。要因の一つとして、ICU において SUP の実施が短期間であることが影響していると考えられます。

オメプラゾール（PPI）

PPI の副作用として急性腎障害が報告されています。また、薬物相互作用に注意が必要で、**ワルファリン、ジアゼパム、クロピドグレル、フェニトイン**などとの間に相互作用があります。

ファモチジン（H$_2$RA）

H$_2$RA は腎機能障害患者で血中濃度上昇の危険があるため、減量が必要となります。副作用としては、洞性徐脈、低血圧、QT 延長[18, 19]、骨髄抑制[20]、せん妄[21]が知られ

18
ストレス潰瘍予防薬

表2 それぞれの薬剤を用法・用量通りに投与した場合

薬剤名	オメプラゾール	ファモチジン	スクラルファート
剤形	注射、錠剤	注射、錠剤、散剤 OD錠（口腔内崩壊錠）	細粒、内用液
投与経路	静注、経口	静注、経口、経管投与	経口、経管投与
有効性	≧		>
副作用	急性腎障害 肺炎 CDI 血小板数減少	中枢神経症状 肺炎 CDI	アルミニウム脳症 低リン血症
コスト	576円（注射薬）	316円（注射薬）	19.5円（細粒90%）

ています。肝障害、腎障害のある高齢者では副作用のリスクが上昇するため注意が必要になります。H₂RAによる薬剤性肝障害、腎障害の報告もあります[22]。

スクラルファート

アルミニウム脳症、アルミニウム骨症、貧血などが現れることがあるため、透析療法中の患者には禁忌であり、腎機能障害のある患者では減量が必要となります。

本症例は、肝機能および腎機能障害があり、どの薬剤も副作用のリスクが高いと考えられます。しかし、**スクラルファート**に関しては、急性血液浄化を実施することになれば禁忌に該当するので、使用は避けるべきであると考えます。

オメプラゾールと**ファモチジン**に関しては、長期的な使用で副作用のリスクが上がるため、漫然と投与することなく、ストレス潰瘍発症の危険因子を評価し、SUPを継続する必要性を常に考慮しなければなりません。

コスト

それぞれの薬剤を用法・用量通りに投与した場合の比較を **表2** に示しました。**オメプラゾール**（注射薬）576円/day、**ファモチジン**（注射薬）316円/day、**スクラルファート**（細粒90%）19.5円/dayとなります。

* * *

剤形、有効性、安全性、コストに関して検討しました。今回の症例は敗血症性ショックと重症であり、消化管から薬剤の吸収ができる状態ではないため、注射薬での投与が必要であること、出血リスクが非常に高いこと、肝機能障害および腎機能障害の状態で、どの薬剤も副作用のリスクがあることなどを考慮し、有効性が優れており相互作用も問題なく、注射薬で投与できるオメプラゾールを選択します。

```
◎ 今回のチョイス

オメプラゾールを選択し、1回20mg、1日2回静脈注射にて投与する。
```

サマリー

◇ ストレス潰瘍の危険因子を評価し、SUPの必要性について検討した上で、ストレス潰瘍予防策の投与を開始する。

◇ 使用する薬剤について、患者の病態に基づいて剤形、有効性、安全性、コストなどを考慮して決定する。

◇ ストレス潰瘍予防策の投与開始後は、副作用や薬物相互作用を回避するためにも、薬剤投与による予防の必要性を検討し、不必要なら中止する。

18
ストレス潰瘍予防薬

MINI COLUMN

ストレス潰瘍予防へのPPIの投与量は？

PPIなどの胃酸分泌抑制薬の投与において、成分は同じ**オメプラゾール**なのに、1日2回静脈注射している患者もいれば、1日1回内服している患者もいます。ストレス潰瘍予防に対して、明確な投与量は現在のところ示されていません。胃関連疾患に胃酸分泌抑制薬を投与する際は、胃内pH > 4を維持することが目標とされており[24]、SUPに関しても同様に考えることができます。PPIは、用量依存的に単回投与より複数回投与によって胃内pH > 4を24時間持続できる割合が高まります[25]。日本の臨床現場で使用頻度の高い**オメプラゾール**が24時間の胃内pH > 4を維持できる割合は、20 mg 1日1回内服（20 mg/day）で47.6％、20 mg 1日2回内服（40 mg/day）では93.6％となります[25]。この報告は内服薬ですが、注射薬は直接血液中に投与されるため、内服薬より効果が担保されるので、PPIを1日2回静脈注射することで十分に胃内pH > 4を維持できると考えてよいと思われます。

引用・参考文献

1) 佐川賢一. 錠剤・カプセル剤粉砕ハンドブック. 第8版. 東京, じほう, 2019, 324-27.
2) 倉田なおみ. 内服薬 経管投与ハンドブック. 第4版. 東京, じほう, 2020, 252-3.
3) LTL ファーマ株式会社. ガスター注射液®10mg・20mg 添付文書. 2019年8月改訂（第1版）.
4) 日本集中治療医学会重症患者の栄養管理ガイドライン作成委員会. 日本版重症患者の栄養療法ガイドライン. 日本集中治療医学会雑誌. 23, 2016, 185-281.
5) Cook, DJ. et al. The attributable mortality and length of intensive care unit stay of clinically important gastrointestinal bleeding in critically ill patients. Crit Care. 5 (6), 2001, 368–75.
6) Ye, Z. et al. Gastrointestinal bleeding prophylaxis for critically ill patients: a clinical practice guideline. BMJ. 368, 2020, l6722.
7) Toews, I. et al. Interventions for preventing upper gastrointestinal bleeding in people admitted to intensive care units. Cochrane Database Syst Rev. 6 (6), 2018, CD008687.
8) Krag, M. et al. Stress ulcer prophylaxis versus placebo or no prophylaxis in critically ill patients. A systematic review of randomised clinical trials with meta-analysis and trial sequential analysis. Intensive Care Med. 40 (1), 2014, 11-22.
9) Reynolds, PM. et al. Re-evaluating the Utility of Stress Ulcer Prophylaxis in the Critically Ill Patient: A Clinical Scenario-Based Meta-Analysis. Pharmacotherapy. 39 (3), 2019, 408-20.
10) Wang, Y. et al. Efficacy and safety of gastrointestinal bleeding prophylaxis in critically ill patients: systematic review and network meta-analysis. BMJ. 368, 2020, l6744.
11) Feldman, M. et al. Histamine2-receptor antagonists. Standard therapy for acid-peptic diseases. N Engl J Med. 323 (24), 1990, 1672–80.
12) Krag, M. et al. Pantoprazole in Patients at Risk for Gastrointestinal Bleeding in the ICU. N Engl J Med. 379 (23), 2018, 2199-208.
13) PEPTIC Investigators for the Australian and New Zealand Intensive Care Society Clinical Trials Group. Young, PJ. et al. Effect of Stress Ulcer Prophylaxis With Proton Pump Inhibitors vs Histamine-2 Receptor Blockers on In-Hospital Mortality Among ICU Patients Receiving Invasive Mechanical Ventilation: The PEPTIC Randomized Clinical Trial. JAMA. 323 (7), 2020, 616-26.
14) Eom, CS. et al. Use of acid-suppressive drugs and risk of pneumonia: a systematic review and meta-analysis. CMAJ. 183 (3), 2011, 310-9.
15) Janarthanan, S. et al. Clostridium difficile-associated diarrhea and proton pump inhibitor therapy: a meta-analysis. Am J Gastroenterol. 107 (7), 2012, 1001-10.
16) Finkenstedt A, et al. Stress ulcer prophylaxis: Is mortality a useful endpoint?. Intensive Care Med. 46 (11), 2020, 2058–60.
17) Lazarus, B. et al. Proton pump inhibitor use and the risk of chronic kidney disease. JAMA Intern Med. 176 (2), 2016, 238–46.
18) Hinrichsen, H. et al. Clinical aspects of cardiovascular effects of H2-receptor antagonists. Eur J Clin Invest, 25 (Suppl 1), 1995, 47–56.
19) Lee, KW. et al. Famotidine and long QT syndrome. Am J Cardiol. 93 (10), 2004, 1325–7.
20) Andersohn, F. et al. Systematic review: agranulocytosis induced by nonchemotherapy drugs. Ann Intern Med. 146 (9), 2007, 657–65.
21) Shiddapur, A. et al. Association of Histamine-2 Blockers and Proton-Pump Inhibitors With Delirium Development in Critically Ill Adults: A Retrospective Cohort Study. Crit Care Explor. 3 (8), 2021, e0507.
22) Fisher, AA. et al. Nephrotoxicity and hepatotoxicity of histamine H2 receptor antagonists. Drug Saf. 24 (1), 2001, 39-57.
23) Huang, JQ. et al. pH, healing rate and symptom relief in acid-related diseases. Yale J Biol Med. 1996, 69 (2), 159–74.
24) Kirchheiner J, et al. Relative potency of proton-pump inhibitors-comparison of effects on intragastric pH. Eur J Clin Pharmacol. 65 (1), 2009, 19–31.
25) Graham, DY. et al. Interchangeable use of proton pump inhibitors based on relative potency. Clin Gastroenterol Hepatol. 16 (6), 2018, 800–8.

（岩内大佑）

🄌 WEB動画の視聴方法

本書の動画マークのついている項目は、WEBページにて動画を視聴できます。以下の手順でアクセスしてください。

■メディカID（旧メディカパスポート）未登録の場合

メディカ出版コンテンツサービスサイト「ログイン」ページにアクセスし、「初めての方」から会員登録（無料）を行った後、下記の手順にお進みください。

https://database.medica.co.jp/login/

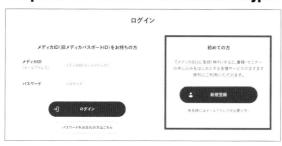

■メディカID（旧メディカパスポート）ご登録済の場合

①メディカ出版コンテンツサービスサイト「マイページ」にアクセスし、メディカIDでログイン後、下記のロック解除キーを入力し「送信」ボタンを押してください。

https://database.medica.co.jp/mypage/

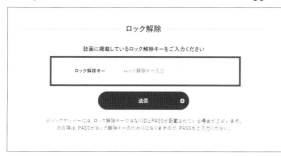

②送信すると、「ロックが解除されました」と表示が出ます。「動画」ボタンを押して、一覧表示へ移動してください。

③視聴したい動画のサムネイルを押して動画を再生してください。

ロック解除キー　kusuri2351

* WEBページのロック解除キーは本書発行日（最新のもの）より3年間有効です。有効期間終了後、本サービスは読者に通知なく休止もしくは終了する場合があります。

*ロック解除キーおよびメディカID・パスワードの、第三者への譲渡、売買、承継、貸与、開示、漏洩にはご注意ください。

*図書館での貸し出しの場合、閲覧に要するメディカID登録は、利用者個人が行ってください（貸し出し者による取得・配布は不可）。

* PC（Windows / Macintosh）、スマートフォン・タブレット端末（iOS / Android）で閲覧いただけます。推奨環境の詳細につきましては、メディカ出版コンテンツサービスサイト「よくあるご質問」ページをご参照ください。

薬剤索引

商品名

■ 読者のみなさまへ ■

このたびは本増刊をご購読いただき、誠にありがとうございました。編集部では今後も皆さまのお役に立てる増刊の刊行をめざしてまいります。本書に関するご感想・提案などがございましたら、当編集部（E-mail：emergency@medica.co.jp）までお寄せください。

Emer-Log（エマログ）　2023年 秋季増刊（通巻445号）

似ている薬の選択と根拠がわかる

救急・ICU（アイシーユー）の薬剤（やくざい）マスターブック

2023年10月5日発行　第1版第1刷

編　著：前田幹広（まえだみきひろ）

発行人：長谷川 翔

編集担当：太田真莉子・細川深春・江頭崇雄

編集協力：中垣内紗世・中倉香代

表紙・本文デザイン：市川 竜（株式会社創基）

イラスト：ホンマヨウヘイ・渡邊真介（ワタナベ・イラストレーションズ）

発行所：株式会社メディカ出版　〒532-8588 大阪市淀川区宮原3-4-30 ニッセイ新大阪ビル16F

電話 06-6398-5048（編集）　0120-276-115（お客様センター）

03-5776-1853（広告窓口／総広告代理店 株式会社メディカ・アド）

https://www.medica.co.jp　E-mail emergency@medica.co.jp

組　版：株式会社明昌堂

印刷製本：株式会社シナノ パブリッシング プレス

定価（本体3,200円＋税）　ISBN978-4-8404-7978-3

●無断転載を禁ず。　●乱丁・落丁がありましたら、お取り替えいたします。

Printed and bound in Japan